歯医者が勧める究極の「ヒーリング健康法」

押谷正香
Oshitani Masaka

本の泉社

はじめに

宇宙のすべての物質は光でできています。光は波動エネルギーなのです。その波動エネルギーが、宇宙のあくことなき集合と離散を繰り返しているのです。宇宙の生成、つまり、星雲や銀河、星と惑星、太陽と地球。それらの関係の実相は、このエネルギーの変換の繰り返しなのです。

そして宇宙のすべての物質の組成は、分子、原子、素粒子へと小さくなっていきますが、それらよりさらに小さなミクロの世界になると、物質の存在そのものがあやふやなものとなり、つきつめれば、あるかないかわからない状態、つまり光の一種である波動エネルギーの状態になると言われています。人間の存在も例外ではないのです。

その昔、お釈迦様（ゴータマ・シッダールタ）はいみじくもこう看破しました。「色即是空」。すなわち、この世における生きとし生けるものも、あらゆる物質もすべて皆、空、つまり実体のないものであること。

この両方の考え方はとても似ていると思わざるをえませんが、それを二五〇〇年もの昔にお釈迦様は宇宙の量子力学や理論物理学などの科学的な考察としてではなく、感性として宇宙の仕組みを見抜いていたということがすごいということなのです。
私も以前はこの「色即是空」の本当の意味をよく理解していなかったのですが、「気」の波動エネルギーの存在と意味を学ぶにつれ、実際に宇宙の光のエネルギーとコンタクトし、体のなかにそのエネルギーを取り込めるようになってくると、ようやく真の意味を悟ることができるようになったのです
「気」のエネルギーは光のエネルギーなのです。「気」を学ぶことは単なる超常現象として終わることではなく、宇宙の本質、人間の本質にせまることができる重要な鍵となるものと思っています
読者の皆さんも、ぜひこの機会にこの不思議な「気」の光のエネルギーの存在を肌で感じられるようになってもらいたいと願っています。

歯科医が勧める究極の「ヒーリング健康法」

目次

INDEX

第1章　「気」とは？

「気」とは全身を被っている生命活動を維持するために必要な波動エネルギーのことで、普通は実際には目で見ることも触れることもできないものです。それは人間の五感を超越したところにあり、人間の奥深い本能においてのみ初めてその存在を認識できるものなのですが、一般的にはオーラといえば理解しやすいと思います。オーラは光の波動エネルギーです。ですから「気」というものは、まさしく光のエネルギーなのです。

気功

気功はその「気」のエネルギーを応用する生命活動で、体の免疫力を高め、病気の治療や予防、創傷や痛みの治癒を促進させるなど、体の健康を維持するために行う軟気功と合気道など武術に応用する硬気功に大別されます。

硬気功と軟気功の違いは、意念によって気のエネルギーの強さと量をコントロールするところにあると思われます。さらに軟気功は内気功と外気功に分けられます。

内気功というのは自分自身に行う養生気功であり、外気功は修練によってさらにパワーアップした自身の気の力を外に出して、他の人に応用して病気の治療や予防、あるいは霊障など原因不明の問題解決などに役立つ功法です。

　気功を上達させることにより、自身の体を医者にかかることのない丈夫な体に維持できるようになれるし、また、他の人を治療することもできるようになるのです。

　今後世界の医療では、西洋医学に漢方や針灸などの東洋医学に加え、この気功など気を応用したヒーリング療法を併用することによりさらに医療効果を上げようとする動きが盛んになってくると思われます。これをホリスティック医療といいます。

　今現在をみれば空前の健康ブームで、人々の健康に対する意識の向上は数あるサプリメントの総売り上げ額が天文学的数字であることからもそれを証明しています。

　大多数の一般の人たちは医者にかからないようにするためには、こういった健康食品を買いもとめるしか方法がないと思っているのでしょう。

　こうした「気」のエネルギーによる不思議な世界との接点がないからだと思うのです。

気功の歴史

　今現在はこうした不思議な力、エネルギーを「気」と称しているのですが、その歴史は意外と古く、中国の新石器時代に遡るといわれています。

その時代にすでに人々は気功の前身みたいなことを行っていたものと思われます。

現在わかっている気功に関する最古の資料は約四〇〇〇年前のものといわれています。紀元前二〇二年〜西暦八年の間に書かれた中国最古の医学書「皇帝内経」のなかに「気」が病気と深いかかわりをもっていることが詳しく書かれています。

以来二〇〇〇年の間に中国で気功が整理体系化され人々の間に広まって今日に至っています。しかし気功という名称は意外と新しく、劉貴珍が一九五七年に書いた「気功療法実践」という本のなかで気功という名称を使ったのが初めてとされます。

したがって気功という名の古里は中国であるということが言えます。

日本でも気功という名称はともかく、「気」の存在はかなり昔から知られていたようです。古くは石器時代におけるシャーマニズムがそうであり、人々は神や仏の存在、「気」や霊魂などの超自然的な不思議なエネルギーの存在などをかなり意識していたものと思われます。また、日本では古くから山岳信仰があり、とくに飛鳥時代ともなると役行者が現れ、気のエネルギーを自在に活用していたようです。それ以降、特殊な法術などが修験者たちや一部の武道家の間でひそかに近代まで伝わってきたものと思われます。

平安時代以降になると仏教が全国に広まり、仏法による法力を応用した加持祈祷が盛んに行われるようになりましたが、これも一部の宗派の間では現代にまで伝えられています。

いずれにしても紀元前の古い時代にすでに、目には見えないが何かわからない強いパワーが宇宙空間にあるということだけは感じていたようです。

今日においては「気」のエネルギーを応用した手法としてとくに知られているのが気功と霊気（レイキといいます）です。日本では他にも新興宗教のなかに入り込んで密かに伝わってきたものもあると言われています。

霊気（レイキ）

今後はレイキといいます。

レイキというのは比較的歴史は新しく、最初は日本で起こったものとされています。大きく分けて二つの流派があり、一つは日本の伝統レイキであり、もう一つは西洋レイキというものです。

伝統レイキ

伝統レイキというのは、明治の末に臼井甕男《みかお》という人物が京都・鞍馬の山中において断食修行を続けるうちに突然霊的な感受を受け、開眼して得たレイキの秘法を世に伝えたものをいい、表だって歴史に伝わるものとしては初めてとされています

彼は臼井式レイキ療法という独自のヒーリング療法をあみだし、患部に手をかざすこと

で自在に気のエネルギーを放出して難病の人を治療し、人々を癒し、あるいは希望する人にはエネルギーを注入することでアチューンメント（エネルギー伝授）を行い、潜在能力を開発していきました。

しかし、一時的には日本全国に広まった霊気療法も幾つかの戦争を挟んで時代の流れとともに消えていったのです。（今では一部で伝えられているのみです）

西洋レイキ

しかし日本では衰退したと思われた伝統霊気がいつのまにか欧米に渡り、西洋レイキとして姿を変え今日の隆盛を築いていったのはまことに皮肉と言わざるを得ません。

しかしなぜ日本では繁栄せず、欧米で高い人気を得たのか私には知る由もないことですがおそらく、伝統霊気の厳格で格調高い姿勢が、言い換えていうなら、敷居が高いことが原因となって、時代の流れによる日本人の意識や生活水準の変化とともに次第に人々から受け入れられなくなったのではないかと思われます。また、戦争によっても少なからず影響を受けたのではないでしょうか。とくに第二次大戦下における日本ではこういった霊的な、あるいは精神世界のようなものは時の軍部によって目の敵にされていたようですから。

それとは逆に、西洋レイキの方ではアチューンメント（エネルギー伝授）というものを最大限に活用し、指導者がそれを相手に行うことで潜在能力をめざめさせ、短時間でかんたんに誰でも気のエネルギーを感知し活用できるようになるというもので、まことに欧米人らしい合理主義、効率優先主義などを背景にしてどんどん会員数を増やしていったようです。しかしそれを伝えたのはやはり臼井氏の弟子と思われますが、両者の交流は今のところないままで今日に至っているようです。

したがって今ではどちらが発祥かあるいは本物かなどといった静かな確執があるようですが、私にはそんなことは大した問題ではないように思われます。

本来「気」のパワーは宇宙の根源、波動エネルギーであり生きとし生けるものの愛のエネルギーなのです。真理であり、誠実であり、清浄なのです。

どちらが先か、どちらが本物か、またどちらが力が上かなどと論じること自体無意味であるといえます。

気のエネルギーは宇宙にあまねく降り注いでいるものであり、誰でも平等にそれを知り、それに目覚めたり、それを応用したりすることのできるものなのです。

ただそれを意識するかしないか……たったそれだけのことなのです。

霊気のパワー

ところで、レイキヒーリングの能力について言いますと、それは人それぞれ差があると言わざるを得ません。その力が先天的に備わって生まれ出たものか、後天的に修練によってマスターしたものかによって違うからです。

とくに後天的なものについては、その人の心の徳性、成長度によってエネルギーのレベルの質、強さ、量に大きな差が出ます。そしてその差が直接ヒーリングの能力の差となってあらわれるのです。

レイキでの悟りは、仏教での「悟り」を理解するときの感性と似たようなものではないかと思われます。両者とも究極の目標は、宇宙の真理である高次の波動エネルギーと一体化し、融合をはかることにあるからです。

密教の世界でいう現世での「悟り」とはすなわち、「即身成仏」を意味します。

それは世のため、人々のため、生きとし生けるもののために貢献し宇宙の根源であり、真理であり、愛の波動エネルギーである宇宙の高次元のエネルギーと一体化することにより、自己の仏性を悟ることで初めて到達できる至福、至高の境地なのです。

レイキを修得するに当たって最も大切なことは、いかに早くそういった宇宙の高次のエネルギーとコンタクトできるかということです。宇宙のエネルギーには、高次元のものもあれば低次元のものまでいろいろあり、どのレベルのエネルギーに同調させるかはその人の心のあり方（魂の成長度）にかかわってくるのです。この宇宙の高次元のエネルギーのコンセプトを仏教とくに密教では大日如来と目しているのです。

善の心を持つ人も邪な心を持つ人もともに気のエネルギーを使いこなすことができますが使えるエネルギーレベルが違っているため、ヒーリング能力に差が出てくるのです。

そもそもヒーリング（癒し）とは愛に他ならず、慈しみの心がなければ上達は難しいのです。なぜなら、高レベルの波動は宇宙の高レベルの波動に、低レベルの波動は宇宙の低レベルの波動にしかつながらないからです。

レベルとは力や強さという意味だけでなく次元の高さ低さをも含めます

それ故、気の真性を知るということは、まさしく仏の心を知ることと密接なつながりがあるといえます。

気功とレイキの違い

さて、気功もレイキもともに気のエネルギーを使って活動するということには変わりないのですが、ではそれぞれ、どこがどう違うのかといった疑問を読者のみなさんは抱くに

違いありません　基本的には私は同じものではないかと思っているのですが、あえて言うなら、決定的な違いは、意念で気のエネルギーをコントロールするかしないかであろうかと思います。そして自力的なのか他力的なのかという違いもあります。

分かりやすく例えていいますと、仏教のそれぞれの宗派に似ていると思います。

例えば浄土宗と禅宗の違いです。禅宗においてはその教義は厳格で格調高く、人は現世において自ら修行を重ねることで悟りを得ることができるという自力本願であり、一方、浄土宗は完全他力本願で、念仏の力で極楽浄土に導かれ、そこで阿弥陀如来の法力によって初めて悟りの境地に至るとされます。気功は禅宗であり、レイキは　浄土宗と考えれば分かりやすいと思います。

気功

気功では、意念によって気のエネルギーの強さや量を自在にコントロールできるようになります。自分のなかの気のエネルギーを、修練を積むことによって鍛えていくのです。その結果、破壊的な力をうみ出したり、あるいはヒーリングとしての癒しの力になったりする訳です

しかし、いくらパワーが強くなってもヒーリング能力が強くなる訳ではありません。

先ほども言いましたように、ヒーリングのエネルギーというのは慈愛の力です。いわば仏の力なのです。ですから、心の成長が伴っていないと、気功によるヒーリングとしての効果はあまり期待できないということでしょう。いくら自分の気のパワーが強くても、エネルギーのレベル、つまり次元が違うからです。気のエネルギーは強すぎても弱すぎてもだめなのです。そしてエネルギーの補給方法を学ばないと、他の人へヒーリングする場合、消費する一方では、必ず体力の消耗をきたします。

このように、気功は武力としての硬気功とヒーリングとしての軟気功に分けられているのです。心と体の修行を積み重ねることによって、宇宙の高次エネルギーとつながり、自在にエネルギーを自分の体のなかに取り込むことができるようになります。

その方法を会得することで、疲れることもなくなります。一日何人でもヒーリングすることが可能になるのです。

気功の修練における基本功法

身・口・意、すなわち調身・調息・調心の三つがあり、功法の中心をなしています。

調身

体の姿勢や動作運動をあらわします。

姿勢

体に無理のない全身的にバランスのとれた姿勢が最も良い姿勢であることはいうまでもないことです。

重要なポイントは常に背筋をピンと伸ばすことであり、これは立位、座位、平座位、側臥位ともに共通して言えることです。

①立位ではまず肩幅と歩幅が同じになるようにし、頭は真正面を向き、背骨は真っ直ぐに伸ばします。膝は少し曲げ気味にし、体重の重心は足の裏の土踏まずのかかと寄り、つまり、つま先からかかとの後ろまでの長さ（足の裏の長さ）の比率が七対三の割でかかと寄りに置きます。そして全身の力を抜きリラックスします。

②座位では、座禅の姿勢が最も良いとされます。

あぐらをかくように膝を組み背筋をピンと伸ばします。両足のかかとはそれぞれ反対側の膝の上にのせます。できなければ、普通のあぐらの形で結構です。これは瞑想のための基本姿勢であり、気のエネルギーを充実させる上で最も効果的な姿勢なのです。

動作・運動

すべての基本功法の中心をなすものは、背骨の運動です。その動作・運動の方法（動功）は気功の各流派によって大きく異なりますが、回転運動、捻れ運動、波状運動が基本となり、それらを腕の運動に合わせて、意念によって総合的に組み合わせて運動させる功法をあみ出しています。

常に、動かそうとする部位に気のエネルギーを送り、活性を高め、筋肉や関節、腱をリラックスさせ、緊張をほぐして全身の運動能力を増大させます。

したがって間接や背骨のズレなどを改善させるのに大変大きな効果があるとされます。さらに、気のエネルギーの刺激によって、脊髄液が活性化してその興奮が大脳皮質や松果体を刺激することにより、神経やホルモンの働きをバランスよく機能させる効果があります。言い換えると、体の調節機能があらゆる面で改善されていきます。

調息

これは呼吸法のことをいいます。

気功においては、呼吸法はそれぞれの練功法に応じて沢山ありますが、それらをすべて覚えてすべてを行う必要はありません。

呼吸の効果としては、息を大きく吸うことで、交感神経を興奮させ、また大きく息を吐くことで、副交感神経を興奮させるということが解っています。したがって「気」を使わなくても呼吸法のみで自律神経をコントロールさせ、内臓の働きを調節することができます。さらに「気」のエネルギーを各臓器や神経に送ることでよりいっそうの効果が得られ、体の健康回復の増進をはかることができます。

人の呼吸法は大きく分けると胸式呼吸と腹式呼吸に分けられます。胸式呼吸は肋間筋が働いた場合であり、腹式呼吸は主として横隔膜が働く場合を言います。

自然呼吸ではこの両方の方法が調和して働いて行われています。

普段何もしていないで静かに過ごしているときの呼吸はこの自然呼吸であり、安静時呼吸とも呼ばれています。歌を歌ったり、声を大きく張り上げたり、また、意図的に内臓の働きをよくしようと思うときは腹式呼吸を応用します。

自然呼吸による換気率は全体量の八分の一ぐらいとされます。つまり一回の安静時呼吸によって肺胞のなかに入る新鮮な外気量は約三五〇mlなのです。ですから、深呼吸によってより多くの新鮮な外気を取り込むことで、肺のなかの機能的残気量を減らし肺のなかの空気をいっそう新鮮なものにすることで体が活性化します。しかし逆にあまり多くの酸素が入り込みすぎても活性酸素が増えすぎる結果となるため、深呼吸もほどほどにしておいた方がよいという訳です。

どの練功時にどの呼吸法を応用しなくてはいけないといった取り決めはないのですがここでは、静功を行うときに応用するとよい呼吸法について述べます。

これは瞑想時においてとても効果的な呼吸法といえます。

①初めのうちは大きく深く早く息を吸います。

②次に大きくゆっくりと息を吐きます。それぞれの時間比は息を吸う方が二、吐く方が五の割のはやさで呼吸をおこないます。

③自分では息をしているかどうかわからない、または息をしているのを忘れるくらいの自然な呼吸に至るようになっていればよいです。

④周囲からみたら呼吸が止まっているかのように見える呼吸状態になるのが最終目標と

いえます。

⑤目覚めるときは一つ大きく息を吸うか、気合いを発するとよいと思います。

調心

これは意念によって心をコントロールすることを意味します。意識を持って雑念を排除して心の安寧、調和をはかります。常に心が楽しくなるようにイメージで心の環境を整えることを意識していること。そして気功を行うときはいつも条件設定を意念によってコントロールすることが大切です。

それにより、ネガティブなエネルギーは放出されポジティブなエネルギーに入れ替えられることによって、人生を前向きに楽しく生きられるようになります。

人間はカルマを背負ってこの世に生まれてきているとされますが、そのことだけを捉えてしまうと人生をややもすると否定的に考えてしまいがちですが、そうではなくその一つ一つのカルマを刈り取っていくことがまた人生の楽しみであると肯定的に前向きに考えることが大切だということなのです。

怒りや邪な心を捨て、常に静謐で清らかで謙虚な心を持つことを心がけることによって、心は成長してゆき、霊性を高めることになるのです。

そのためには、頭のなか、とくに左脳の理屈に合わない、非合理的なものは信用しようとしないといった姿勢から、右脳支配による能力を目覚めさせることが気功を行う上で最も大切なことなのです。そしていつも柔和な微笑を絶やさず、怒りを覚えることもなく心穏やかに毎日を過ごすことによって癒し（ヒーリング）のエネルギーが増し、自他共に健康な心と体をつくりだすことができるのです。

レイキ

レイキについては、もともとヒーリング（癒しの力）を目的としたもので、心の徳性が高ければ、宇宙の高次元のエネルギーと同調し、自在に体のなかにエネルギー吸収したり、放射したりすることができます。しかし、心の成長が伴わないと、やはりヒーリング能力は低いと思われます。

宇宙の真理を知るということは、自然の流れのなかにゆったりと身を委ねるということなのです。心も体も宇宙空間の無重力のなかで浮かんでいる状態をイメージします。そして邪心のない無私無欲の境地に至ることを感性で捉えます。

さらにイメージを発展させ、宇宙の中心（太陽でもよい）——自分の体（背骨）——地球の核の中心というふうに、背骨を中心として一本の直線で結びます。そうすることで、自身の気のエネルギーが宇宙の波動エネルギーと地球の波動エネルギーと同調し、融合して一体化するのです。これを「チャネリング」といいます。要するに、チャンネル合わせということですね。電波の周波数を合わせるのと同じような解釈と思ってもらえばよいと思います。これにより、宇宙のエネルギーを無限に使うことができるようになるのです。

そして自動的にネガティブなエネルギーは放出され、代わりにポジティブなエネルギーを吸収するのです。「気」の滞っていたところは自動的に改善され、正のエネルギーに満たされることになります。

ヒーリングするときは、宇宙のエネルギーを常に体のなか（背骨の中心）に通しながら行います。ヒーラーはただ心を空にしてヒーリングが必要と思われるところへ、症状が改善されるまで手をかざしているだけで良いのです。それだけでエネルギーは必要な分だけ流れるのです。これを私は「気の自動調整」と呼んでいます。

レイキでは意念を使わないで、宇宙のエネルギーを自身の体を通してそのまま相手に流す、いわばエネルギーの直列方式なのです。直接、宇宙のエネルギーをヒーラーの体を通して相手に応用するものなのです。ですから、気功のように切れのいい、劇的な効果や即効性ということに関しては、気功の方に分があると思います。

しかし、これもヒーラーの心（あるいは魂）の純化、つまり心の成長度が大きく関わってくるために、一概にどちらがどうとは単純に比較することはできないでしょうが、ヒーリングの技法を修得するということに関しては、レイキの方に分があると思います。

それでは、両者の違いを分かりやすくリストアップして比較してみましょう。

1　気功

・中国四〇〇〇年以上の歴史があり、その間に派生した各流派によって色々な修行法があり、その理論と技法、そして効果などについても、各流派によって大変異なってきます。

・気のエネルギーのパワーは修練（練功という）を積み重ねることによって身についてくるものであり、なおかつそれを意念によって強弱をコントロールできるし、またその必要があります。気のエネルギーは強すぎても弱すぎてもいけません。

したがって気功によるヒーリングを行うときは、病人や病状の程度にもよりますが、基本的には熟練した練達者が行った方がよいと思われます。

・修練が未熟でエネルギーのコントロールがうまくできなかったり、自分の能力を超えるような邪気、あるいは強い霊障を持った相手の場合、反対にネガティブなエネルギーを受け、かえって自分が病気になったり体の調子を崩したりする恐れがあります。

・主として自分の気のエネルギーを使用するため、人に対し、場当たり的な使い方をしていると、体力の消耗をきたします。外から気のエネルギーを補う方法に熟達する必要があります。

・常に気の修練を怠らないようにしていないと気のパワーが衰える傾向があります。ただし、全く能力が失われるわけではありません。

・ヒーリング効果に即効性がある。特に痛みに対する効果が大きい。

・練達者になれば難病症例にも対応できます。

・自力本願、自らの気のパワーを頼りとします。

・練達方法によっては、武力としての強力なパワーをも身につけることができます。

2　レイキ

・ヒーリングの場合、気功ほど熟練を必要としない。また、意念によるエネルギーのコントロールが不要。無心、無我、無欲の境地でヒーリングしなくてはならない。

・指導者（ヒーリングティーチャーと呼んでいます）によるアチューンメント（エネルギー伝授）によって短期間でヒーリングが可能になり、また宇宙のエネルギーともコンタクトできるようになります。

・心の徳性を磨くことでさらに高次元のエネルギーレベルになり、宇宙の高レベルの波動エネルギーとつながりやすくなります。エネルギーがクリーンになればなるほどヒーリング効果は増します。
・相手の邪気や霊障を受けにくい。
・ヒーラーはただ宇宙の波動エネルギーの中継点になることに徹すること。余計な意識、意念、自我を相手に送りこまないこと。治そうという意識を強く働かせれば働かせるほど逆効果となります。常に無念、夢想の境地でいる必要があります。
・そうすることで、相手の必要なエネルギーや不要なエネルギーが自動的に調整され、バランスのとれた気のエネルギー状態を作り出すことができるのです。
・副作用がない。
・強い痛みや重症例に対しては気功ほど即効性に期待できない。
・他力本願。
宇宙のエネルギーにすべてを委ねるという形をとります。また、セミナーでは指導者によって能力開発されてヒーリングを行えるようにする、といった方式をとっているところが多いようですが、その気になりさえすれば独学でも可能です。

本来は誰にでも備わっている能力なのですから。

どうしても自分でできなければ、関連セミナーを受講しなければなりません。

指導者によるエネルギー伝授で短期に初期能力が開発され、早期にヒーリングが可能となります。（ただしそれなりに費用はかかりますが）

・精神的な癒しの効果が大きい。

気功とレイキの融合

これまで述べてきたように、気功もレイキもそれぞれに特徴や違いはありますが、私の場合はそういうことにあまりこだわらずに応用しています。気功を必要としているときは気功を、レイキのほうがよいときはレイキを使うといった具合にです。

波動エネルギーの補充については、両者とも同じように扱っています。

気功ではとくに意念による気のコントロールがとても大切です。強すぎても弱すぎてもだめなのです。相手の病態によっては強すぎると悪化させることにもなりかねないし、弱すぎては当然効果が薄れるわけです。そのさじ加減はよほど熟達しないと難しいと思われます。ただ痛みを抑えることだけでいいということなら、それほど神経を使う必要はありませんが、原因まで考えて対処する場合はより慎重さが必要になってくると思います。

第2章　気（光）のエネルギーの世界の実相

なぜこの書を書こうと思いたったか？

気功にしてもレイキにしてもその関連書物は国の内外で数多く出版されていますが、どの本を読んでも何か物足りない気がしていたのです。肝心なところがはっきりしていないというか、そのような思いに捉われていたのです。そこでいろいろ考えて得た結論はヒーリング治療による具体的な実践的効果がどの程度のものなのかということでした。

つまり、知りたかったのは、効果の強さと時間及び持続性でした。その効果と持続力についてはまた後で述べるとしまして、どれくらいの術技を修得するとどの程度の症例まで対応できるのか、あるいはどの病気や症状に対しどれだけの時間をヒーリングすれば改善または治癒するのか、さらには自分自身がどれぐらいのレベルにまで能力が開発されうるのか、そういったことが読者の皆さんにとって最も知りたいことではないかと思ったのです。

ですが残念ながら私の知る限りでは、今のところそういった疑問にはっきりと答えることはとても困難と言わざるを得ません。なぜなら、どのようなヒーリングについてもデータ不足だからです。病気というものには、常に原因が存在している訳ですが、基本的にいえば、ヒーリング療法というのは原因をとる治療法ではないということです。ですから当然症状の後戻りや再発ということもあるわけです。痛みをとるとか便秘を治すとかいったすぐ結果のわかるかんたんなものは別として、もっと重い医科的な疾患、例えば感染症だとかその他の内科的、外科的な疾患についてはたいてい医師が診るケースが多いのです。また、仮にヒーラーが関与した症例でも、ヒーラー単独で施療することはほとんどなく、ホリスティック医療として併用療法が行われるぐらいなのです。したがって、ヒーリング単独の施療に対する評価というものは、現段階ではまだまだとても無理がある訳です。

今後ヒーリングの社会的な認知が向上し、ヒーラーの社会的地位の確立、ホリスティック医療の社会的基盤や法的な整備、社会制度の確立などが充実していけば、人々の健康増進維持に大きく役立つものと信じています。

また、私自身も歯科の治療においてヒーリングを行うときがしばしばありますが、とても効果があることははっきりしています。ですから、これからは活用範囲が広い医師たちのヒーラーがどんどん増えていけばよいと思っています。

気のエネルギーの種類

人が持っている気の生命エネルギーの種類は大きく分けて次の三つがあります。

①先天的に生まれたときにすでにもっている気のエネルギー。
②生まれた後で後天的に身の回りの環境や食べ物やさらには気の修練によって得たエネルギーもこれに含まれます。
③宇宙の波動エネルギー。

病気や症状の再発と後戻り

体が病気になったり不調和をきたしたりするのには、それなりの原因があります。ですから、医学的な治療にしても、ヒーリングによる治療にしても、まず原因を除去しないことには必ず再発したり後戻りしたりするのは、病気の特性から考えた場合、当然の結果といえます。

特にヒーリングについて言えば、そもそもその効果を考えれば体の気のエネルギーの調和をはかることで全身の気の滞り（於血）が解消したり、免疫力を高めたり、新陳代謝を促進させることで体の抵抗力を増したり細胞や組織の治癒力を促進させたりすることができることであり、決して直接原因を除去するための効果がある訳ではないのです。ですから、残念ながらやはり後戻りや再発は致し方のないところと言えます。

しかし、根気よく続けることで体に抵抗力をつけ、それにより病気の原因そのものを排除して治癒促進をはかることは可能です。もちろん、病気の予防効果に対しても素晴らしい効果がある訳ですから、こういった力を活用しない手はないと思います。

このことは医学的治療にしても同じことが言えると思います。細菌やウィルス感染などのように原因がはっきりしているものなら抗菌剤や抗ウィルス剤などを使うことで原因そのものをたたけるため、とてもわかりやすいのですが、物事はそう簡単にはいきません。先発、後発の原因が複雑に絡み合って一つあるいは幾つもの病気を併発している場合も多くみうけられるからです。

なかにはその原因ですらなかなか特定できないものもあります。今のところヒーリングは、その医学的治療の補助的手段としての治癒促進能力に大いに期待されてもいいものであるし、また医学で見放された重症例に対して単独応用することにより、奇跡を起こすケースも十分考えられるのです。ヒーリングはまだまだ未知の部分が多く、というよりまだわからないことの方がほとんどなのですが、それ故今後の医療において大いに活躍するものとして期待していいと思っています。

ヒーリングで他の人の病気を治すには身内の人でもない限り、その施術に連続性がないと難しいのですが、（毎日行えないため）自分自身に自己ヒーリングを行うにはなんの問題もないのです。好きなとき、好きな時間に行えるからです。ですから、皆さん自身がこの素晴らしい能力に目覚め、自分自身にこの不思議な力を試してみてください。

思いもかけない治療効果、予防効果にきっと驚かれるに違いありません。

自分の体は自分で治す、予防する。これが最も理想的な姿なのではないでしょうか。

自分はできない、とても無理だなどと思わないで下さい。誰でもこのような能力は潜在的に持っているのですから、なにも特別なことでもなんでもないのです。

さて、病気の原因には一体どんなものがあるでしょうか？

１　外的要因

・ストレス……たばこ、酒、精神的、物理的なもの、麻薬など薬物
・病原菌、病原ウィルスなど微生物によるもの
・アレルゲンとなるもの……アレルギーの原因物質（花粉、金属、食べ物、各種異種タンパクなど）
・外傷によるもの

・生活習慣によるもの……酒、たばこ、偏った食生活、睡眠不足、運動不足、職業病
・大気汚染、環境汚染によるもの
・霊障など霊的な要因によるもの
・薬物によるもの
・自然なものによるもの……紫外線などの宇宙線
・食べ物

2　内的要因

・循環器系……組織や血管などの衰え、コレステロール、中性脂肪
・ガン……ウィルス説が正しければ外的要因ともなる
・老化
・遺伝的要因

レイキのアチューンメント（エネルギー伝授）について

レイキのセミナーでは指導者によってアチューンメント（エネルギー伝授）が行われます。

アチューンメントとは周波数を合わせる、あるいは同調するという意味で、レイキでは短時間、あるいは瞬時に能力が開発されて、宇宙のエネルギーとコンタクトしてヒーリングが行えるようになります。レイキマスターとはアチューンメントを行う指導者をさします。アチューンメントにはステップアップの段階があり、それぞれの段階のレベルを修得するにはそれ相応の費用が必要です。

セミナーによって料金はかなりバラつきがあるようですが、一部には法外な料金を請求するところもあるようです。今はやりの資格認定みたいなものですが、公的にどこでも通用する資格などどこにもなく、それぞれのセミナーのなかにおいてのみ通用する資格だと思っていただいて結構です。

もともとこのヒーリング能力というものは、誰にでも備わっているものであって、信じる心とやる気さえあれば独自で努力してできるようになるものなのですが、現代の人はてっとり早く、かんたんにという言葉にとても弱いようで、そういった傾向をうまく利用されているようです。

独力で段階を少しずつステップアップしながら、自分なりに試行錯誤を繰り返しながら上達していくのもまた、楽しみがあっていいのではないかと私なりに思うのですがいかがでしょうか？

ところで、仮に人の潜在能力を引き出すことのできる優れた力のある人（指導者）ならば、その人の能力の限界を感じ取れるはずです。アチューンメントを行う前にそのことをまず本人に知らせるべきではないかと思います。

気のエネルギーのなかでもこのヒーリングのエネルギーはレベルが高次になればなるほど崇高でクリーンな癒しのエネルギーなのです。人の心を癒し、病気を治す尊い愛の力なのです。

安易にお金もうけの道具として利用するのは慎みたいと思います。

それ故、ヒーリングを実践しようと思うなら、まず邪な心を捨て、純粋な素の心で気のエネルギーを扱えるようになりたいと願うことであります。邪心のない無欲で清らかな心を持つことこそがヒーリング法上達の近道の条件なのです。

人生をより有意義に生きるために

気功が歴史的にも仏教と密接なつながりをもって今日までに至っていることは、あまり知られていません。とくに禅宗においては、沢山ある修行法のなかでもとりわけ重要とされる「瞑想」は修行僧にとって最も大切なものであり、意識の奥深く、超意識下で瞑想することによって自己を知り、自己の本性（仏性）を悟り、宇宙の本質、根源を悟るのです。

すなわち、心の魂を昇華することで初めて「仏の悟り」に到達できると説いています。

密教においては、自己の超意識が大日如来の教え、すなわち宇宙の真理に触れ、その奥義を極めることにより「即身成仏」への道を開くと説いています。弘法大師、空海は現実の世界で生きる上である程度の煩悩・欲はいたしかたのないこととしたうえで、普通の人でも印をむすび真言を唱え大日如来と一体化する。つまり、身・口・意の三密を相応することで現世においても、成仏（悟りをひらく）できると教えているのです（三密加持）。

気功やレイキでは、この宇宙の真理である波動エネルギーと魂（気）の波動エネルギーが融合し一体化することで潜在能力を目覚めさすことを目的としています。

現世においては、肉体の活動には限界がありますが、超意識下の精神世界での気のエネルギーの活動には制限がなく、波動エネルギーの活動がある一定の水準を超えると肉体から解放されます。そして宇宙へと飛び出し、宇宙の波動エネルギーと同調して一体化するのです。それはウソや虚飾、欲、ねたみ、そねみ、中傷、暴力、殺生、残忍など、人間の現世でのあらゆる醜い行為など無縁で、純粋、素朴、誠実、やさしさ、いたわり、無欲など、愛に覆われた真実の世界なのです。

空海はそのことを世のなかに広く知らせたかったに違いありません。

人間の五感をとぎすませ、その上で、さらに現世での意識を超越したところに真の心の悟りがあると説いています。

しかし、過去、現在を問わず、この世の人間の欲の深さには空海自身びっくりしているのではないでしょうか。それ故、俗世間の人間の魂のけがれを落とすには人跡未踏の山奥に入って心身の修行を重ねないと「解脱」できないと思ったにちがいありません。

人々の普通の暮らしのなかに身を置けばおくほど、仏の修行の妨げになると思ったからでしょう。

気のエネルギーを使ってヒーリングを行うのも同じことが言えると思います。

波動エネルギーのなかでも高次元の尊いパワーというものは、一朝一夕にそんなかんたんに得られるものではないのです。指導者にいくらアチューンメントを受けても、受け手側の心のあり方に問題があれば期待したほどのヒーリングパワーは得られません。普通は自らの心の修行を重ねることによって初めて得られる聖域なのです。ある程度までは誰でも到達することができるのですが、それ以上のレベルには行けないのです。

生まれながらにしてそういった優れた能力がすでに備わった人がいるとすれば、その人は当然心の徳性もすでに完成されているとみてよいでしょう。

もちろん人の個々の能力の差は当然あるわけで、現世での意識上の人間の能力に差があるように、潜在能力においてもレベルの違いは当然ある訳です。

しかし、悲観することはありません。誰でも心の修行を積むことで、ある程度のヒーリング能力は身につくはずですから。普段生活する上で充分すぎるほどの必要な能力は備わるはずです。しかし大切なのは勘違いしないこと。過度に実力以上のものを要求しないことです。みえや背伸びをすると、それだけでヒーリングの真の効果が得られにくくなります。

そうではなくて、今現在の自分の力の限界を謙虚に受け止めることです。どの程度のものなら自分で治せるのか、その見極めが大切です。そして治せなかったら、どうしたら治せるのだろうという研究心と向上心が必要です。これは何事もものごとを覚えるにあたっては共通して言えることだと思います。

もちろん、自分の能力が果たしてどれほど開発されるのか知りたくなるのが人情でしょう。

しかし、そんなことはよほど優れた霊能者やヒーラーでもない限りわからないと思います。

やはり心の修練を積み重ねる以外方法はないのです。

この世の実相・（気）光のエネルギーの行方

ではこういった気の世界をかいま見ることで、一体何がわかるのでしょうか？

誰しも疑問や期待を抱くに違いありません。

はっきり言えることは、今の科学では測りしれない何かが存在するということです。見ることも、聞くことも、嗅ぐことも、触れることもできない何かが。しかし、感じることはできるのです。

五感以上の感覚をとぎすませて、それを修練によって鋭敏化すれば、その存在を認知することが可能になるのです。さらに能力が開発されてくると視覚で見ることもできるようになってきます。それが、俗に言うオーラというものなのです。そうです、そもそも気というのはオーラなのです。人間の体を包んでいる幽体エネルギーなのです。

なかには何かのきっかけで突然開眼して潜在能力が引き出されるケースもありますが、そういうのは極くまれで、もしそういうことがあれば、その人は大変強い霊力の持ち主ということが言えると思います。そういう人たちの気のエネルギーのパワーは、最初から普通の人とは違っていて波動のレベルが高いのですが、普通は心と体の修練を積み重ねることによって気のエネルギーのパワーと質を高めていくのです。

修練を重ねヒーリングをさまざまなケースで試すことにより、その不思議な気のエネルギーの存在を実感し、確固とした信念が芽生えてきます。ヒーリング能力を自他ともに認めざるをえなくなるのです。

ところで、気のエネルギーは一体どこから発生するのでしょうか？

答えは二つあります。一つは物体（人間を含め）が自ら発する波動エネルギーであり、もう一つは宇宙にあまねく存在し、すべての物質に放射し続けている波動エネルギーです。ちょうど地球と太陽の関係のようなものでしょうか。地球自体はその中心の周りでエネルギー反応によって地熱を生み、さらに電磁波を発生することにより固有の地場回路を形成しています。また、太陽は核分裂、核融合を繰り返し熱と光のエネルギーを発生し続けています。

太陽が発生する光のエネルギーは、地球上のあらゆる物質、あらゆる生命体と呼応しているのです。さらに太陽は太陽系の惑星のすべてに等しく光のエネルギーを放射し続けています。

そしてその関係は他の恒星系においても同じであり、それは銀河や星雲、さらに宇宙全体へと続きます。それらの宇宙エネルギーすべてを統括しているのが宇宙の真理である波動エネルギー、つまり仏教で言うところの大日如来ということになるのです。これはあくまで例えとして理解してください。

ということはすなわち、一方がエネルギーを発し、もう一方がそれを受ける、さらにまた受ける方は自らもエネルギーを発しているといった関係は全宇宙の共通項であるということが言えると思います。これはどこまで行っても普遍の構造であるということなのです。

そう考えると実に興味深い宇宙の仕組みが浮かび上がってきます。

地球はもはや奇跡の惑星ではなく宇宙全体には地球のように生命エネルギーを発する天体は他にも沢山あるだろうということが想像できるし、地球はそれらのうちの一つにすぎないであろうということがよくわかるのです。それ故地球人以外の知的生命体、つまり宇宙人の存在を論争すること自体あまり意味のないことだと思わざるをえません。

地球人だけが宇宙の唯一の知的生命体だと思っているとしたら、それは大変傲慢な態度ではないかと思います。むしろ存在すると考えた方が、より自然ではないでしょうか。

よく科学に固執する研究者は自身が直接みたもの、聞いたもの、あるいは科学的な根拠に基づかないものは一切信用しないといった傾向があると言われますが、それはそれで仕方のないことだと思いますが、しょせん地球の科学などたかがしれていると思うのです。

自分たちの住んでいる大切な地球の環境ですらまともに守れないのですから。

さて、気のエネルギーは確かに存在するのです。一般的には見ることも触れることもできませんが、確かに「ある」のです。それは気を活用し、応用した人にしか分からない世界であります。非科学的なことは一切信じないといった人たちにはどこまでも知られることのない世界なのです。しかし、知って生きるも一生なら、知らずに生きるのも一生なのですが、人の一生を考えた場合大きな違いがそこに出てくるのです。

この真実を知らずに人生を送ることは実にもったいないことだと思います。

ところで、東洋医学では古くから気の存在は知られており、それ故「針」があり、「ツボ」があるのです。ツボに針を打つことで痛みを消したりまたは和らげたり、あるいはまた内蔵、筋肉、骨格といった各組織の活動を円滑にする、いわば体の機能を自動調整するといった働きがあります。気功やレイキでは、その針すら使わずまたマッサージも行わないでそれらと同等以上の効力を発揮させることができます。病気の予防や治療ができるのです。普通の人にとってはまず信じられない話だろうと思います。

私自身、気功を知る前はどちらかというと無神論者であり、諸仏の存在もあまり確信はしていなかったように思います。このような不思議な力が現実に存在するなどとは夢にも思わなかったのです。ですから当時の私は気、あるいは気功というものが病気を治したり、体の機能を調節し健康を保つ働きがあるらしいということぐらいは知識として知っていただけで、気そのものの正体が一体何であるのか知る由もありませんでした。

ヒーリングという言葉にしてからが、随分前から知っていたにもかかわらず、自分にもできることなどとは思いもしなかったのです。

読者の皆さんにしても少し前までは同じようなものだったのではないでしょうか。

実際に気功やレイキが応用できるようになり、その効果を実感できるようになって初めて私は気の正体が何なのか理解できるようになったのです。針灸が体を治すのではなく針や灸で体の気を刺激することによって気が活性化して効果を現すのだということが、やっと分かったのです。

ですから、現実の世界での気のエネルギーの証明は、その効力でもって知ることができるものと思います。見ることも、触れることもできないし、最新機器ですらその正体をはっきりつかむことはできない。今のところ科学的に直接証拠をつかむことは難しいのですが、しかしその存在は感性で認識できるのです。

最近ではオーラビジョンによって体の周りを被っているオーラの存在を視覚的に捉えることもできるようになっています。オーラは光であり、光であるからには波動エネルギーなのです。オーラが気のエネルギーであるという動かぬ証拠ははっきりとつかめてはいないのですが、ではそれ以外に一体なにがあるというのでしょう。

大切なのは信じることではないでしょうか？　信じたらやってみること、それしか自分で証明する方法はないのです。

気と霊の世界

皆さんがオーラと呼んでいるものの正体は実は気の放射エネルギーなのです。

そもそも、オーラというものが普通は一般の人々には見えない訳で、霊的に特殊な能力が備わった人にしか見えないのです。ですから、気が一般の人の目に触れないのも当然なのです。

ところで霊魂というものがこの世に存在します。これが人の魂であることぐらい誰でも知っていますが、しかしその正体ともなると知っている人は案外少ないのではないかと思います。科学的にはまだ解明されていない未知の分野だからです。

何か分からないが体のなかに入っているであろうことは判っているのです。

この何かが霊魂というものであり、超意識下のなかでしか捉えられないものなのです。

人は死の瞬間に、体重が三〇～六〇g軽くなるといわれています。（実際に測定されています）誰でも必ず軽くなるのです。この何かわからないが軽くなった分が霊魂だとされています。つまり霊魂には質量があるということになるのです。

しかし、触れることも見ることもできない。とても不思議ですね。

幽体離脱という言葉を聞いたことがあるでしょうか？　これは完全に死を迎えた訳ではなく、いわば仮死状態にあることをいいます。いわゆる、臨死体験（疑似死体験）というものですね。この幽体というものが実は霊魂なのです。

この幽体離脱の時間が長くなりすぎると肉体は完全に死を迎え、幽体はもうその肉体のなかには戻れなくなります。

したがって気も霊魂も同じ生命エネルギーであり、同一のものであるということになるのです。オーラも同じです。皆、同じ光の波動エネルギーであり、ただ言葉を変えているだけなのです。

ですから、この世のものであることは間違いないのですが、そうでないということもいえます。霊魂は先の幽体離脱のように、ときとして異次元空間を飛び越えてあの世の世界へ行ったりすることがあるからです。このことは、気、つまり光のエネルギーが異空間を行ったり来たりできるというなによりの証拠ではないでしょうか。

つまり、現実の世界も霊の世界（霊界）も次元が異なるだけで、案外すぐ近くにあるのではないかと思います。私はおそらく、この世界が硬貨のように裏表の関係にあるのではないかとみているのです。どちらが裏でどちらが表かわかりませんが、そんなことは問題ではないと思いますが、しかし波動エネルギーの実相ということから考えると自在に飛び回れる霊界のほうが、案外本物の人間社会なのかもしれません。

現世では魂は肉体のなかに封じ込められて束縛が多く、自由があるとはとても言い難いからです。唯一超意識下のなかでのみ心が解き放たれ、自由になれるのです。

さて、では人の魂は死を迎えたら必ずその霊界へ行くのでしょうか？

いいえ、必ずしもそうとは限りません。現実の世界へ戻れず、また、霊の世界へも行けない両者の中間の狭間に取り残されるケースが結構あるようです。そういった中ぶらりんの状態にある霊を地縛霊とか浮遊霊などと呼んでいます。

人が死んで魂があの世（霊界）へ旅立つことを成仏するといっていますが、これらの霊はその成仏がなかなかできずにいるのです。これらはときとして霊障という形で人に災いをもたらすこともあります。そして、この霊障をなくしてあげることを除霊といいます。

除霊をすることによって、その霊が無事に成仏してあの世へ旅立つことができる場合もありますが、それは除霊を行う側の人の霊格、つまり心の清浄さ、心の成長度によって異なってきます。ヒーリングによってもこの除霊の効果がみられるのですが、やはり心の徳性がかなり高い人すなわち霊格が高い人でないとなかなか難しいようです。

なぜなら、ヒーリング自体が心のすぐれた、心の清浄な人ほど、よりヒーリング能力の高い高次のレベルの波動エネルギーを得ることができるからです。

そういった高次元のエネルギーを持った霊格の高い人のいうことなら説得力があり、さまよう魂も素直に従うのではないでしょうか。

人間の科学は万能ではないのです。認めるべきところは認めるという素直さと、寛容さが必要です。心の感性を解き放つのです。変なところでこじつけて話をややこしくしない方がいい場合もあるのです。

清浄な心には清浄な心と呼応するように、邪悪な心は邪悪な心にしか響かないのです。同時に高次元のエネルギーは高次元に、低次元のエネルギーは低次元のエネルギーにしか響かないのです。

ところで、現世と霊界との間の往来は一体どうなっているのでしょうか。

いくら表裏一体の世界でも、普通はそう簡単に行き来できないようになっているようです。とくに現世から霊界へ行くためには、普通は死ぬしかないからです。また、霊界からも無制限にこちらへ来られる訳でもないようです。何か特別な用事のあるごく一部のものしか来られないようです。何か秘密の制約や掟みたいなものがあるのでしょうか。

このように霊の世界と過去世、現世、来世とはセットをなしているものと思われます。

現実の世界が三次元なら霊界はそれ以上の次元の空間なのです。五次元かあるいは六次元以上の世界か、それは誰にも判りません。しかし修練によって第六感以上の感性をとぎすませれば、その存在を感じることができるようになります。
それぞれの異空間を幽体や霊魂が行き来する手段は一体何なのか？
それが人間の世界の謎を解き明かす、鍵ではないでしょうか。

気の瞬間移動・テレポーテーション―遠隔治療の不思議

気のエネルギーが異次元空間を飛び越えることができるわけですから、ヒーリングの際のエネルギー移動も当然できるものと考えてよいと思います。

現実問題として肉体はそのような瞬間移動はできませんが、気のエネルギーならば、意識下であろうと超意識下であろうと瞬時に地球の裏側まで、いや、それどころか宇宙空間の果てまで飛び越えて行けるのです。それは決して単なる思いこみや勘違いではありません。

遠隔ヒーリング、つまり病人が身近にいなくても気のエネルギーを飛ばすことによって病気の治療を行うことは、熟練したヒーラーならごく普通にできることなのです。

決してフィクションの世界だけでなく現実にできるのです。

信じる、信じないは人それぞれ自由ですが、それでも遠隔治療の効果ははっきり現れるのです。現実世界での科学をよく強調する人がいますが、よく考えてもらいたいのです。

アメリカやロシアはこぞってロケットの打ち上げ競争などをしていますが、あれは一体何のために行っているのでしょう？　軍事目的や気象衛星のためといった理由もあるでしょうが、最終的にはやはり、人類がいずれ自由に宇宙へ飛び立つことができるようになるために行っていると思うのが普通でしょう。

しかし、冷静になって考えればよく解ることなのですが、光が一年かかって移動する距離を一光年というのは知っていると思いますが、これをキロに直すと一秒間に三〇万㎞、さらに時速にするとそれの三六〇〇倍……もう計算するのもイヤになってきます。

もうお分かりでしょう。太陽系から最も近い恒星ですら地球から数光年も離れているのです。せいぜい音速の十数倍程度の速度しかでない今のロケット技術では、少なくとも一人の宇宙飛行士が一生かかっても行ける距離ではないということです。

よく行って火星か金星になんとか辿り着いて喜んでいるぐらいでしょう。

そういう無駄な（少なくとも今現在やらなければいけない最優先課題とは思えない）ことに巨額の費用を投資するくらいなら、もっと身の周りのことや地球環境の改善のために使ったらどうかと思うのは私だけでしょうか？

私たちの生活基盤は確実に崩れようとしています。もはや取り返しのつかない危機的状況に追い込まれているのです。早急に自分たちの生活スタイルや経済システムを見直したほうがどれほど人類のために役立つかしれません。

気の瞬間移動についてはおおよそのことは理解していただけたと思います。

気のエネルギーが異次元空間を自在に瞬間移動することは、可視光線が何年かかって到達できるといったレベルではないので、この謎が解き明かされれば宇宙空間の飛行（移動）だってもっと楽にできるようになるのではないでしょうか。

しかし、そんなことより人類がやるべき最優先課題があります。地球の汚染を早くくい止めることです。化石燃料に代わる代替エネルギーを早く見つけ出さなくてはなりません。他にも人類がかかえている問題は山ほどあるのです。ささやかながら、すこしでもこの書が一つの警鐘を鳴らす役目を果たしてもらえばよいと思っています。

気と宗教のかかわり

わたしは確かにこれまで仏教や霊界に関する書物を研究してきました。

しかし、ここで神や仏の存在の有無やその正体は何なのかなどといったことを論じるつもりはありません。ただ、気のエネルギーのことを語るに際し、神や仏と全く切り離して考えることは困難であるということなのです。

先にも述べました通り、宇宙全体を私は、波動エネルギーの集合体だと思っています。

それは一般的には宇宙の創造主または神と言われているものであり、宇宙の真理でもあります。宗教でいうならゼウスであり、天照大神であり、大日如来ということになるでしょう。仏教では諸仏の曼荼羅の世界があり、如来や菩薩がそれぞれの立場や役割に応じて活躍している姿を現しています。それらすべての仏は大日如来の顕化、つまり降臨したものとされます。

宗教とは要するに人間が自分たちにとってまことに都合よく神や仏を解釈して具象化し、その概念をつくりだしたものだと思います。キリスト教、ヒンズー教、イスラム教、仏教、神道……すべてそうです。しかし、本当の真の姿はただ一つ、それは宇宙の真理、つまり光の波動エネルギーだといわれています。尊い愛の宇宙エネルギーということになります。したがって、何々の神の名においてとか訳のわからない理屈をふりかざしてテロを繰り返したり、戦争などでお互いに殺し合ったりしている人たちは、この真実など知るはずもないことでしょう。自分たちに都合のいいように尊い存在を利用しているにすぎないからです。それでも、そんなことにはお構いなしに宇宙の尊い波動エネルギーはすべてのものに対し愛の光を送り続けています。

この波動エネルギーがなぜ尊いか？　それはすべてのものにあまねく、分け隔てなくエネルギーを放射しているからです。これは、見返りを期待しない、いわば無償の愛なのです。

だから尊いのです。私たちは普段そんなことは考えもしないで当たり前みたいにして毎日を生きていますが、実は当たり前でもなんでもなくて本当はすごいことだったんだと、また、地球の自然もとても大切なものだったんだというふうに、改めてその重大さに気づかなければいけない時代に突入してきているんだというふうに思わざるを得ません。

さて、ここではっきりさせておきたいのは、概念の定義です。

先ほども触れましたように、神というのは人間が意識の上に作り出した絶対的な存在であり、それは人間がなり代わることのできないものです。逆に仏とは、人間が死を迎えることで成仏して魂の世界（霊界）に入ることではじめてなることができるものですが、やはりこれも神である大日如来になることはできません。大日如来は宇宙の真理であり、宇宙の創造主なのです。しかし、心の成長が完成した優れた仏は大日如来の顕化により他の如来や菩薩の仲間入りをすることはできます。

そう考えると人間が概念の上で作り出した西洋の神と仏教の大日如来が実は同じものであるということがわかってもらえると思うのです。

古来よりシャーマン、巫女、修験者、密教の修行僧、あるいは古武道などの求道者などを介して人々の身近に起きた不思議な超常現象、つまり預言、予知、呪い、透視、あるいは病気を治したり、雨や嵐を起こしたりなどといった奇跡を起こした話は実際に本当にあったこともなかにはあるでしょうし、また、それだからこそそういった奇跡の再現を願って神仏に祈って来たのでしょう。そうでなければとっくの昔に神仏への信仰などすたれてしまったに違いないのです。では、その奇跡はどういった形で起きたのでしょうか?

それにはやはり気の波動エネルギーが何らかの形で介在していたのではないかと思っています。そして人々の願いや祈りがエネルギーとなって霊の世界に伝わったのかもしれません。いうなればこれは霊の世界とのエネルギー交流とでもいいましょうか、つまり人々が実際に祈ったり願ったりしていた相手は、神だと思っていたのは実は霊界の仏だったということになるのです。

なぜなら、人々が神と思っているのは本当は宇宙の波動エネルギーであり、人々の意念による願いや祈りなどには反応しないからです。私たち人間は、ヒーリングを行うにあたってその偉大な宇宙のエネルギーにコンタクトしその不思議な力の恩恵に浴することはできますが、それは人々の個人レベルの願いに対する反応ではなく、常にあまねく普遍に降り注いでいるエネルギーを私たちが勝手に利用させてもらっているだけなのです。そして宇宙のエネルギーには多くのレベルのエネルギーがあり、少しでも高い次元のエネルギーを利用するためには私たち自らが心の魂を、努力して磨き上げ浄化していくしかないのです。

つまり自分自身がいい方に変わらないとヒーリングの能力のレベルアップは望めないということになるのです。

本当の神つまり波動エネルギーですが、この波動エネルギーのつとめはヒーリングでもわかるように、すべての物質にあまねく光を自然の流れのなかでたゆまず照らし続けることだからです。人間の意念は伝わっても、それに対して何かしてくれるといった反応はないのです。

飛鳥時代に現れた役行者が行ったとされる数々の奇跡はつとに有名ですが、そのなかにはおそらく本当に起こったものもあったのではないでしょうか。その流れをくんで現在に至っているのが、密教などの修行僧が行う加持祈祷であり、人間の持つ波動エネルギーと仏の持つ波動エネルギーとを共鳴させることにより、大願成就を祈るのです。

私は今でも人々が普通思い描いているイメージとしての神の存在は否定的ですが、宇宙の波動エネルギーの存在、生きとし生けるものの気の存在を感じられることができるようになったことは確かです。そのエネルギーが癒し（ヒーリング）を行う上で大きな力になることもわかってきました。

大きな意味で、これも自然のなかのしくみの一部なのだと思います。

人々は現実世界での通常の意識で納得ができないことは、みな超常現象と決めつけてしまう傾向がありますが、それは間違っていると思います。

現実世界も霊の世界も次元が違うだけで、本当は密接な裏表の関係であり、両者の間に何らかのエネルギーの交流があっても別に不思議ではないのです。

しかし、どういった理由で地球上での人間社会がこのような複雑な二重構造になる必要性があったのかは分かりませんが、一つだけはっきりしていることは、このまま地球の汚染が進んでいけばこの構造は間違いなく破壊されるに違いありません。

生き物の住めない地球環境になるからです。

人間は科学の発達によって地球を支配しているような気になっているかも知れませんが勘違いも甚だしいと思います。

産業革命以来、便利さと合理性ばかりを追求し、政治も経済も欲望の限りをつくした結果、たった二〇〇年あまりで地球をここまで追いつめてしまったのです。

健全な地球環境を取り戻すためには、私たち人間が率先して野生の感性を呼び戻し、自然に回帰する生活や生き方を見直さなくてはなりません。

そして勘違いしている科学の多くの分野でその間違いに早く気づくことであります。

後先のことも考えずに、やりっぱなし、作りっぱなし、捨て放題の科学なども必要ないのです。

まず、信じることが大切です

ものごとを行うにあたって最も重要なことは信じることですが、ヒーリングにおいてはこのことはさらに大切なことなのです。信じないことには積極的にやってみようといった姿勢は出てこないし、やってみないことには新しいものは生まれてこないからです。

まず信じてみようから、さらに試しにやってみようという姿勢は真理を追究する上で何よりも大切なことであり、先入観、固定観念、思いこみは真実をねじ曲げる最も悪い要素なのです。

社会の悪い流れを断ち切る

現代人はかんたん、お手軽、安い、すぐできる、らくする、ブランド、資格、権威、権力、流行などという言葉にとても弱いと思います。

物事を行うにあたって自分で努力しようとしない傾向が顕著にみられるし、決められたルールのなかでしかものを考えられない。そして世間ではやっているとか、よく売れているなどといったフレーズをかんたんに信じてしまう。だからテレビの偽報道やＣＭなどにたやすく騙されたりするのでしょう。言い換えると、世間で流行していないものは認めようとしないし、テレビで何々の権威の先生がおススメしていますなどといったフレーズとともにこれでもかといったいかにももっともらしい映像を見せつけられると、「うん、なるほど」といともかんたんに納得して高額な商品に飛びついてしまうのです。そこには、商品の効果というものだけを信じ、自分というものを信じていないといった人間像が浮かび上がってくるのです。自分自身を信じていないのに、その商品を長く続けられるかどうかチェックすることもないまま、後先のことも考えずに買ってしまう。そしてその結果とても後悔することになるのですが、その後悔もほんの一時で、たいていは、自分は悪くない悪いのは騙した方、ということで相手側に集中砲火を浴びせる。

今の世のなかをみているとそういったパターンがとても多く見受けられるようです。

謙虚に反省しようという姿勢が見られないのです。

皆がやっているから、私もとか、皆がいじめているから、私もいじめるとか、私も仲間に加わらないといじめられる、など、悪いと知りつつもまわりを気にしすぎてやってしまう。大人は子どもにウソを言ってはいけないと教えながら平気でウソをつく。

企業ぐるみでバレなきゃ構わないといって平気で偽装をする。会社のためには社員の一人や二人の犠牲は仕方ないといって平気でクビを切る上司。社員が過労死しても平気でいられる会社。極悪非道な事件を起こしても正当に裁けない裁判。汚染物質を平気でタレ流す企業。極めつけは国民の財産である年金をまともに管理できないで、あげくのはては平気で横領する役人、公務員などなど、もうこの世の悪は数え上げたらキリがありません。

世のなか、一体どうなってしまったのでしょう。もちろん、良心良識の欠如はなにも今に始まったわけではなくいつの時代にもあったことですが、昨今はあまりにも節度がなさすぎるようです。まるで傷口から膿でも出るように次から次へと悪事が露見してきます。いや、傷ならば、いずれは治るでしょうからいいんですが、現世の人々の波動の乱れがこのまま続けばいずれ霊的な許容範囲を越え霊の世界へも少なからず影響を及ぼすようになるのは必定と思われます。もうすでにその兆しがみえてきているようにも感じられるのです。

このような人間社会の一体どこを信用すればいいのかと皆さんは思うに違いありません。しかし、ちょっと視点を変えて発想を転換してみますと、信じるべきものがかんたんに見つかる場合があるのです。本当に信じるという意味はどういうことなのかを考えてみる必要があります。世のなかの流言飛語に惑わされずに自分のこころに正直に、本能で信じるものを選択していくことが大切だと思います。

真実との出会い

では、信じること、そしてやってみようと思う、ということがいかに大切であるか一つ例をあげてみましょう。

私は歯科医になってすでに三〇年になります。今でも歯周病を本当に治そうと思うと大変な困難を伴うのですが、三〇年前当時は、歯周病というのはほとんど不治の病、つまり治らない病気だとみなされていました。どの歯科医も人々もそう思っていたのです。

いくら処置しても、いくら手術しても再発を繰り返していたからです。しかし当時私はその原因をしっかりつきとめていました。私の言うとおりに行ってくださった患者さんはよほど歯槽骨の吸収がひどくて重症のケースでもない限りすべて改善していきました。体質的に歯肉の弱い人も、お年寄りも、また男女の区別なくすべてです。

一つの治療法ですべて改善していくというものはそうそうあることではないのです。

今、私がこうして言い切れるのも三〇年間あくことなくやってきた自信と実績の裏付けがあるからこそなのです。それは当時としては画期的な治療法でした。

私はこの治療法を見つけ出したとき、これで世界中の人の歯が健康になると小躍りして喜んだものです。しかし、そう思ったのも束の間、やがて大きな壁につきあたったのです。

結局、この方法は現在に至るまで世のなかに広く普及することはありませんでした。

それはなぜか？　多くの人がそれを受け入れることに難色を示したからです。

私の指導通りに行ってくれなかったからです。

その治療方法とは、歯科医の治療の技術的なことではなく人々の生活習慣に関わる意識的なこと、つまり「磨き方」を変えることにあったのです。一般的な認識を言えば今でもそうなのですが、当時は今よりももっと、歯科医も患者さんも、ただ歯をきれいに磨けばそれでよいと思っていたのです。人々が毎日行っている歯磨きが、実は歯周組織に対する破壊的行為であり、いじめ、暴力だったということは思いもしなかったのです。

今現在でもそう思っている人がほとんどではないかと思います。

というのは、私の医院では三〇年前に私が考えた磨き方を、今現在も全く変えることなく患者さんたちに教え続けています。正しすぎて変えようがないからですが、もしこれを止めて他の指導法を行ったら、歯周病や歯肉炎が治せなくなってしまうからです。虫歯なら当然予防が難しくなります。

それで初診の時、問診表に記入してもらう項目の一つに「正しい歯の磨き方」の指導を希望するかしないかを選択してもらうことにしているのですが、ほとんどの人が「希望しない」を選ぶのです。このことは一体何を物語っているのかということなのです。

つまり、「歯磨き」なんて誰がどのようにやってもそんなに変わらないから、今更教えてもらわなくても判っている、といった社会的に誤った共通認識があるからだと思うのです。

ここでもやはり、「皆がやっているから、私も」と同じことが起きているのです。とんでもないことです!!

磨き方を少し工夫するだけで、歯周病や歯肉炎、引いては虫歯の予防に至るまで、その治療や予防効果は大変優れているのですが、残念なことに、これぱかりは患者さん本人自身が毎日根気よく続けてもらわないことにはなんの意味もなさないのです。

せっかく素晴らしい治療法且つ予防法があっても自分自身でやることにちょっとでも困難を覚えると見向きもしない、信じてやろうともしない。人々はこの重大な事実に全く気付かないで世のなかを生きているのです。とても残念で悲しいことですが、私一人の力ではどうすることもできません。限界があるのです。歯周病も虫歯も所謂、生活習慣病なのです。生活習慣病であるからには、自分自身でなんとか努力してもらうしかないわけですが、この磨き方はテレビやビデオを見たり、本を読んだりしただけでは、すべての人がマスターするのは難しいのです。微妙な力のコントロールを覚えてもらうには、マンツーマンで直接実地指導するのが最も良い方法なのです。しかも何度もそれを繰り返さなくてはなりません。

一度身に付いた悪い癖というのはそうかんたんに治せるものではないのです。これはおよそスポーツや習い事すべてに共通したことではないでしょうか？　しかし歯磨きに関しては皆さん、そうは思わないのです。不思議ですね。正しい磨き方は常に存在するのですが、皆さんはそれを知らずに一生を過ごしています。とても残念なことだと思いますが、三〇年経った今でも、もっとよりかんたんに伝えるための目立った解決法はなかなかみつかりません。

ではなぜ他の歯科医はこの方法を知らないのか、または教えようとしないのかといった疑問を皆さんは抱くと思うのですが、少なくとも私の知る限りでは、この三〇年の間にこの磨き方を提唱した歯科医は私を含めほんの数人しかいなかったという事実があります。（いや、世の中は広いのです。どこかでひっそりと私と全く同じ考えで歯周病の治療に当たっていた人もひょっとしていたかもしれませんが、それが公表されて世の中に広まったという事実はないのです）

どうしてか判りません。それは私自身が最も知りたいところなのです。

あとは皆さんのご想像にお任せしますが、この歯科医療の問題点については後ほどまた少し触れたいと思います。

ところでどうして私がこういった例を持ち出してきたか、賢明な読者の皆さんならもうおわかりでしょう。まさに現代人の問題点がここに集約されているからです。

つまり、どんなにいいことであっても、面倒なことはやりたがらない、知ろうとしない、さらには長続きしない……こういうことでしょう。

ヒーリングと正しい歯磨き法……この二つには大きな共通点があります。

まず、信じること、やってみようとすること、続けること。そして、健康を維持するためには充分すぎるほどの確実な効果があること、自分でできること、安くて安全であること、です。

そんなことはありえない、信じられないなどと思わず、心を素にして素直なクリアーな気持ちでまず信じてみることです。そして次にやってみることです。ものは試しということもあります。何事もやってみなければ始まらないのです。

手をかざしてみて痛みがスーッと消えれば、あなたはもうこの不思議な気のパワーをもはや信じるほかなくなります。頭から自分はできないと決めつけずに自分を信じることです。

難しく考えないことです。一週間この正しい歯磨き法を頑張って続けてみれば歯肉は引き締まり口腔内がさわやかに感じられるようになるでしょう。（ただし最低限、歯石だけ

は前もって取ってある必要があります）

もとより両者とも安くて安全で確実な健康法なのです。ヒーリングは、やる気さえ起こせばとくに通う必要もなく自宅でゆっくり時間をかけてのびのびと自由にやればよいのです。体中の力を抜きリラックスして行ってみて下さい。最初は効果が出ないと思っても、諦めずに根気よく続けることが大切です。いつか必ず効果は現れるはず。そしてついでにあなたの歯もやさしく磨いてあげて下さい、歯肉をいじめないで歯をきれいに磨いてあげて下さい。あなたの体はあなた自身のいたわりの心に必ずこたえてくれるはずです。

それを信じて下さい。真実は常にいつでもあなたを待っていてくれるのですから。

第3章　気によるヒーリングの実践

気の波動エネルギーを感じる方法

世間では気功やレイキのセミナーを開催するグループのなかには多額の受講料を請求するところもあるようですが、実際に気のエネルギーを感じるにはそれほど難しいことではないのです。大事なことはまず、この気のエネルギーが存在することを素直に信じることです。

最初から疑ってかかっては何事も始まらないのですが、信じても信じなくても気のエネルギーは存在するしヒーリングの効果を知れば必ず理解できるようになるはずです。それだけでも大きな進歩であり、一度感性で気の存在を捉えた後は修練の積み重ねによってどんどん力はついてくると思います。

さらに心が純化すればするほど波動エネルギーのレベルが上がり、ヒーリング効果もそれに伴って大きくなっていきます。

内視法……心の目でみる方法です

これは気功やレイキなど霊的なエネルギーを応用したヒーリング法を会得するためにはぜひともマスターする必要がある技法であります。これなくしては気の上達はありえないと思って下さい。直接目で見るのではなく、イメージとして捉えて下さい。内視法とは内なる目でイメージしながら体のなかをのぞくことなのです。あたかも目の内側にもう一つの目が体の内側に向かってついているかの如くであって、もちろん実際に見える訳ではなく、最初のうちは、見えるような気がするといったぐらいの感覚で捉えるだけでよいのです。

熟達してくると気のエネルギーボールが内視によって実感として動いているのが見えるようになります。ヒーリング法にとってはこの内視ができるようになることは上達するために絶対的に必要な条件なのです。

具体的には体の楽な姿勢をとり気持ちをリラックスさせて、自分自身があたかもファイバースコープのレンズになったかのように体のなかを隅々までスキャンしていきます。

あくまで、これはイメージです。

それでは実際に気のエネルギーを感じる方法をいくつか挙げてみましょう。

これらは気功を応用した気の感受法です。気のエネルギーの存在、気の流れを感性で感じとって下さい。

気功による気のエネルギーを感じる方法その（1）

①まず全身の余分な力を抜いてリラックスすると同時に背筋を伸ばします。座位でも立位でもどちらでも構いません。

②両手のひらを三〇秒くらい強くこすり合わせます。

③顔の前方三〇㎝位のところで両手の中指の先端どうしを合わせてみます。

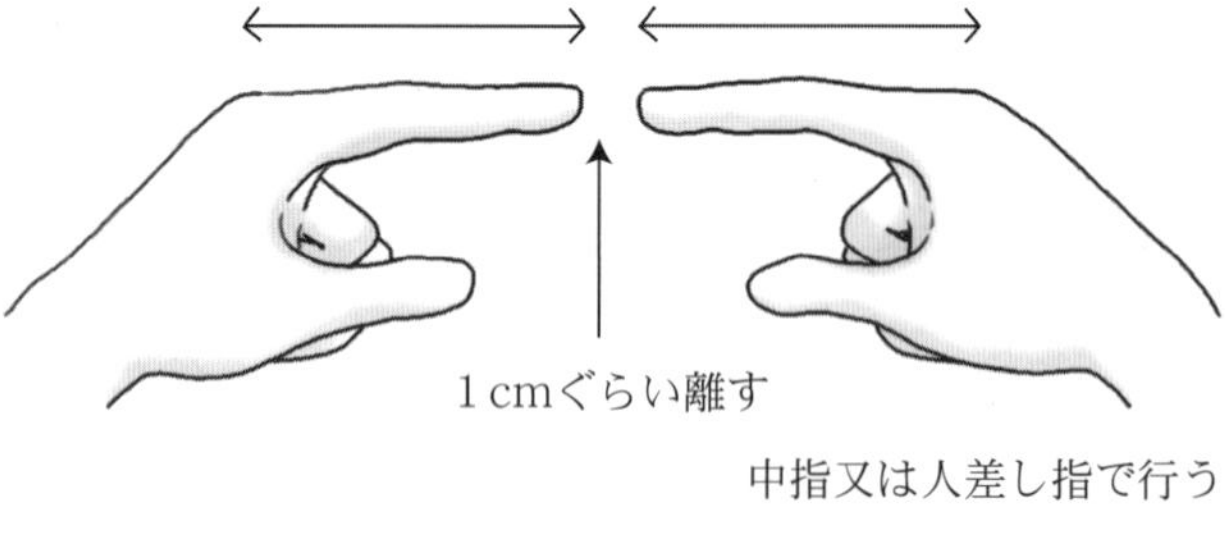

中指又は人差し指で行う

次に目を閉じて頭のなかを空の状態、つまり無念無想にします。
④その後両指の間隔を常に一㎝ぐらい残して指をゆっくりと近づけたり、離したりを何度も繰り返します。常に体も心もリラックスし、指や手、腕に余分な力を入れないこと。他の指はすべて握ること。わずかでも圧縮する感じや引っ張られる感じのあることがわかるようになればOKです。
⑤慣れてくれば目を開けながら行ってもよいですが、最初のうちはやはり目を閉じて行ったほうが、より感覚として捉えやすいはずです。
⑥以上を繰り返します。

その（2）

①（1）の方法で少しでも気を感じられるようになったら、今度はすべての指で応用してみましょう。まず最初に両手のひらを強くこすり合わせます　次に両手の五指すべての指先どうしの間隔を常に一㎝くらい残してゆっくりと近づけたり離したりします。
②少しずつ指を曲げていってソフトボールを両手でつかむようなポーズでゆっくり近づけたり離したりします。何回か繰り返すと指を近づけるときはゴムボールのような弾む感じがわずかにあり、また、指を徐々に離すときは何か後ろ髪を引かれるような引っ張ら

れるような感覚が得られるようになるはずです。
③以上を繰り返します。

その（3）

①両手でも片手でもどちらでもよいですが頬骨の前方一五cmぐらい離したところから始めます。
手を内側に向けて顔面に平行に広げます。それをゆっくりと顔の表面に近づけたり遠ざけたりします。近づければ当然体温の温もりが感じられますが遠く離しても体温以外の何かぼーっとした温かみを感じられるようになれば、それが気のエネルギーなのです。

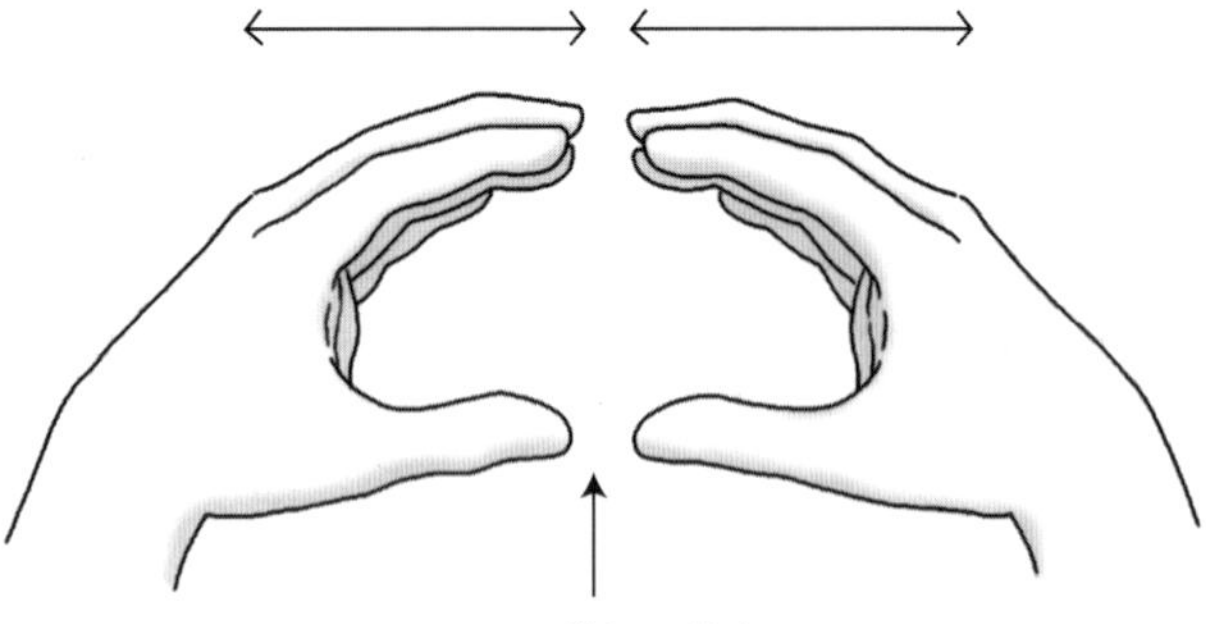

一五㎝も離れていてもそれを感じられるようになればそれは間違いなく気のエネルギーでしょう。
②を繰り返し、慣れてきたら気のエネルギーを指先から意念で放射することを練習してみて下さい。最初のうちはイメージで放射する感じを練習して下さい。

その（4）少し高度になります

①両手のひらを顔面から二〇～三〇㎝くらいのところへもってきます。
両手どうしは触れ合わないこと。
②目を閉じて両手のひらのどちらからでもよいですが左右のこめかみの中心を通るように円運動を想定し、その軌跡に沿って気のボールを回らせてみます。
右回り、左回りそれぞれ三回ずつゆっくり回してみます。
気を自在に操れるようになったら、正円、直円、平円と立体的に動かしてみます。
気のボールはテニスボール大ぐらいでよいでしょう　必ずゆっくり動かすことです。
③円軌道からはずれないであるいはぶれないで、気のボールをスムーズに動かせるようになれば正解です。
④慣れてきちんとできるようになったら、ボール自体をゆっくり回転させながら円運動を

行ってみて下さい。

⑤～④を繰り返すと顔面が少しボーッとあたかも遠赤外線でもあてられてるかのように少し暖かくなるはずです。暖かくなくても必ず気は動いていますから信じて続けて下さい。

これは気のエネルギーを体の隅々まで行き渡らせるための、基本的な練習ですから、根気よく続けて下さい。

その（4）（5）の応用編です

①右手のひらをおへそを上端にしておなかの上（丹田）にそっと当ててみます。強く当てず、そっと触れるくらいにしておいて下さい。

②（4）と同じようにおなかの中心を円軌道の中心とみたて、周りに円軌道を想定して軌道に沿って右回り左回りそれぞれ、繰り返して気のボールを動かしてみてください。慣れてきたらボール自体を回転させながら動かして下さい。ボールの回転は必ず同じ回転方向で一周を回して下さい。

③ボールも円運動も何回転という決まりはありませんので自由に行って楽しんでみて下

さい。ゆっくりゆっくり行って下さい。
急がないこと。必ずリラックスしながら行って下さい。
④円運動はイメージで捉え、感じて下さい。
⑤①～④の行程を暫く続けると便意か尿意をもよおしてきます。
この功法は便秘の方にとても効果的です。うまく便意をもよおすことができれば、これはもう立派にヒーリングが行われている証明でもあります。

（1）～（5）を何度も繰り返し、気のエネルギーを十分感じられるようになりましたら実際に気功によるヒーリングにトライしてみましょう。
①もし自身に痛いところがあれば、そこのところに右手をそっとあてがってみます。
最初のうちは肌に直接触れて行ったほうが効果的です。
膝でも腰でも、とにかく痛いところならどこでもよいですから試してみて下さい。
口腔内にアフタ性口内炎ができやすい人でしたら、ぜひやってみて下さい。
効果を知るにはとてもわかりやすいと思います。
エネルギーの放射は通常右手で行います。
②意念を使うまでもなく気のエネルギーはすでに自動的に手のひら、指の先から放射され

ていますが、気功の場合、意識を集中させることによってさらに強く気のパワーを放射できるようになります。

目には見えなくても気のエネルギーは常に体から放射されているのです。

③手をかざしてもすぐには効いてきません。人によって違いますが、大体二～三分で痛みがスーッと消えればしめたものです。

すぐれたヒーラーなら即座に痛みを消すことができます。

痛みをとれるということはあなたが着実に気のエネルギーを捉えてきているという証明でもあります。

以上、気を感じる練習方法をいくつかあげてみましたが、それ以外にも方法は沢山あります。しかし、なにもそれらのすべてを行う必要はないのです。能力にあった分かりやすい功法であれば、それを繰り返し修練することで着実に気のパワーを身につけていくことが大切です。能力をステップアップさせてさらに上級にすすむためには気のエネルギーボールを確実にイメージ通りに自在に動かすことができるようになることが必要です。

修練するうえで、効力があがったかどうか最も分かりやすいのは、自分自身かまたは常に身近にいる身内の人に試してみることです。

悪くいえば実験台ということなのですが、大して悪影響が出ることはありませんので、それほど深刻になる必要はないと思います。もし心配なら、相手を充分選んで行うことです。

ただし、気功によるヒーリングを行うときは次のことに充分注意して下さい。

①他の人に対し同じところへ強すぎる意念でエネルギーを送りこまないこと（リキまないこと）。
②他の人に対し長時間ヒーリングしないこと。五～一〇分くらい行って効果がみられない場合は止めること。
③相手のネガティブな気のエネルギーを自分の体のなかにとりこまないこと。
④誰彼かまわず行わないこと。

当然のことですが、自分自身の体だけで気のエネルギーの効果を確かめていくのは限度があります。体がどこも悪くなく健康体なら応用してもその効果は分かりづらいでしょう。そのために、他の人の体でそれを実践、証明していくのが上達の近道なのです。

しかしくれぐれも注意しておきたいのは気功の場合、よほど熟達しないうちは自分の手にあまるケースには決して手を出さないことです。

エネルギーレベルが未熟な段階で大病を患っている人とか、あるいは霊障（邪気）を強くもっている人に対してヒーリングを行うのは控えた方がよいと思います。

もしそんなとき、不用意に行った場合、相手のネガティブなエネルギーに逆襲される場合があるからです。ですから相手の負のエネルギーを自分の体のなかに取り込まないように注意する必要があります。信頼できる指導者についているなら別ですが、そうでない限り普通は自分のヒーリング能力がどの程度なのかは一般的にはわかりにくいため、きちんと修練を積み重ねていって、症例を沢山こなすことで自ら感じとっていくしか方法はないのです。しかし人を治す（ヒーリングする）ことにはためらいがあっても、少なくとも自分自身の健康維持、病気の治療、痛みの緩和、能力開発などのためには優れた効果を発揮するのは間違いないので、ぜひ皆さんもこの際に根気よく続けてもらえればと思っています。

瞑想とは

以上のような方法でまず気の修練を積み重ねていく訳ですが、その修練の方法のなかで最も効果が上がる技法が「瞑想」なのです。

これは仏教の、座禅の禅を意味します。

古来、禅とは精神統一をはかって修行するという意味を表し、したがって座禅とはすなわち座って瞑想するという意味にもなるためです。ですから禅宗とは、瞑想を最も重要視した修行法を行うことで「悟り」を開こうとする仏教の宗派ともいえます。

禅にはしかも、さらにもう一つの意味があります。ぜんは善につながり禅の修行を行うことで、自己の魂を昇華し悟りの境地に至るという導きの意味でもあるのです。

さて、この瞑想ですが、ただボーッと座っているだけでは、意味をなしません。

「気功」にしても、「レイキ」にしてもその核心は気の波動エネルギーをとおして、宇宙の本質、真理を覚ることが人生の究極の目的でもある、ということは前に述べたとおりです。仏教、特に密教では、何度も瞑想を繰り返すことで宇宙の根源である大日如来の高次元のエネルギーと同調し一体化することで生きながらにして悟りを開くことができるとされます。これを「即身成仏」といい、それが密教の奥義でもあります。

つまり両者ともに共通項があるのです。

しかしここではっきりしておきたいのは、私は気功やレイキが宗教などというつもりは毛頭ありません。しかし、とくに中国の気功においては、仏の教えを気功の修練法にとりいれることにより発達し、今日に至っていることは事実なのです。気功にしてもレイキにしてもあるいは仏教にしてもいずれも、その最終目標は自己の仏性を知ることで悟りを開くことにほかなりません。真理はひとつなのですから。宗教であるとかないとかといった小さなことにこだわること自体が全く無意味なことといえましょう。ヒーラーにとってどれくらいの気の力や気のエネルギーを自在に操る能力が身に付くか、さらにまた、エネルギーレベルがどれくらい高められるかがとても気になるところなのですが、それは本末転倒というものでしょう。何度も言っていますように、ヒーリングをするためのこの波動エネルギーというのは極めて尊い光のエネルギーなのです。ヒーリングの技法を覚えることはとても大切なことなのですが、エネルギーの次元を高めてより効果的なヒーリングを行うためには、こころの成長が不可欠なのです。

ですからヒーリング効果を高めるために、技術的な修練だけを努力していても、期待した結果は恐らく得られないと思います。自分自身の欲や邪心、あるいはいたらないところを直したい、直そうといったいわば、煩悩を一つ一つ滅却するといった心の修行としてヒーリングというものを捉えたほうが、よい結果が出るということです。つまり、そういった心の成長が人を癒すと同時にまた自分自身をも癒されていくという結果に繋がっていくのです。これこそが人間本来のカルマ（業）の問題点に直面していくことになるのです。

これは技術的にどうこうするよりよほど難しいことではないかと思われます。

真実を知るということはそれほど難しいことであり、現代の人にとってはそれを実行することはさらに困難なようですが、悟りに至る道筋はそんなにかんたんなものではないということです。

ヒーリングを行うということは、つまり心の波動を高めることと同じことであり、すなわちそれは、人生の悟りへの道しるべでもあるのです。

心の感性を研ぎ澄ませて下さい。目で見えなくても心の目で見る自然な感性を養って下さい。これまで見えなかったものが見えてくるはずです。

ですから、例えば西洋レイキのように、指導者が受講生にアチューンメント（エネルギー伝授）することで短期間でかんたんにヒーリング能力が開発されるとうたっているセミナーも多いようですが、そういった安易な姿勢はあまり感心できません。大切なものは努力して得てこそ価値があるのではないかと考えるのです。社会にヒーラーを増やそうといった意義はそれはそれで大切なのですが、問題はその方法なのです。本来の目的を見失ってはなんにもならないと思います。そして、本当にかんたんに人の能力開発ができるだけの優れた力を持っているならば、それをもっと他の方面、例えば社会貢献などその人にしかできないことにそういった能力を使うべきではないかと思うのです。また、そうあって欲しいと願っています。

かんたんに得られる、かんたんにできる、かんたんに作れる、そういった安易な姿勢を追求した結果が現代のゆがんだ社会構造を作ってきた大きな原因なのではないかと考えます。人が一つの技術を修得することは、本来そんなに容易なことではないはずです。

　真実に出会い、それを自分の力で正しいかどうか検証していくというのもまた魅力ある人生の選択肢のうちの一つではないでしょうか。

　努力することを惜しまないで下さい
　真実に正面から向かい合って下さい。

　心の充足感を求めて下さい。

　結果は自ずとついてきます。

瞑想の具体的方法

(1) 姿勢

座禅をするときの姿勢と同じでよろしい。

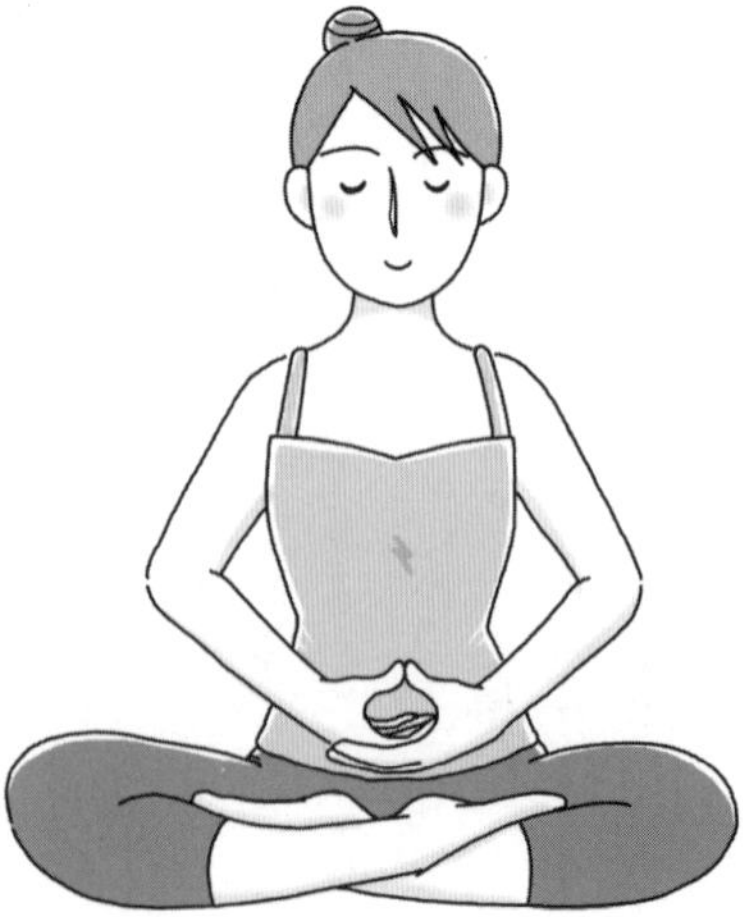

①正面観

まず胸の前で合掌します。

次にへその下のあたり（丹田）の位置で両手を上の図のように法界定印（解脱印）を結びます。

背筋をピンと延ばし、結跏趺座《けつかふざ》の姿勢をとります。

手の形については親指以外の指はすべて結んだ形でもよいです。

その場合、男性は左の人差し指が上、女性はその逆です。

足の形は、左足首は右膝の上、右足首は左膝の上にくるように組みます。

できなければ、普通の男座りでよろしいです。

（手の形）
法界定印
又は人差し指以下を全て組んだ形

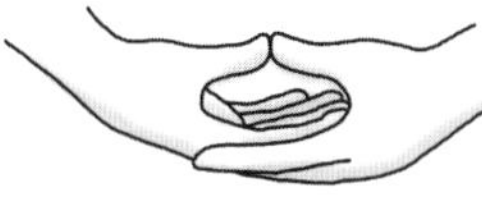

（足の形）
結跏趺座
又は普通のあぐらを組んだ形

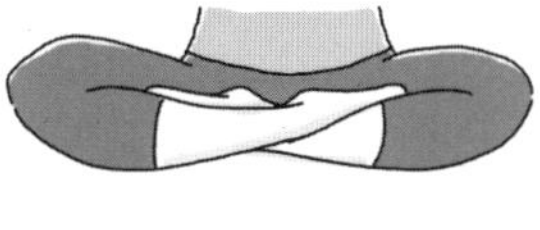

②側面観

図のように三通りの方法があります。慣れた人でも長時間座りつづけると腰をいため易いので、できるだけ座ぶとんなどをおしりに敷いたり何か背もたれにしたりして、楽な姿勢がとれるようにします。

③背筋

まっすぐ伸ばし、腰椎部は前方にそらします。逆に臀部は後ろへ突き出します。

④全身の力を抜いてリラックスします

⑤目は閉じます

見ることにより雑念が入ることを防ぎます。

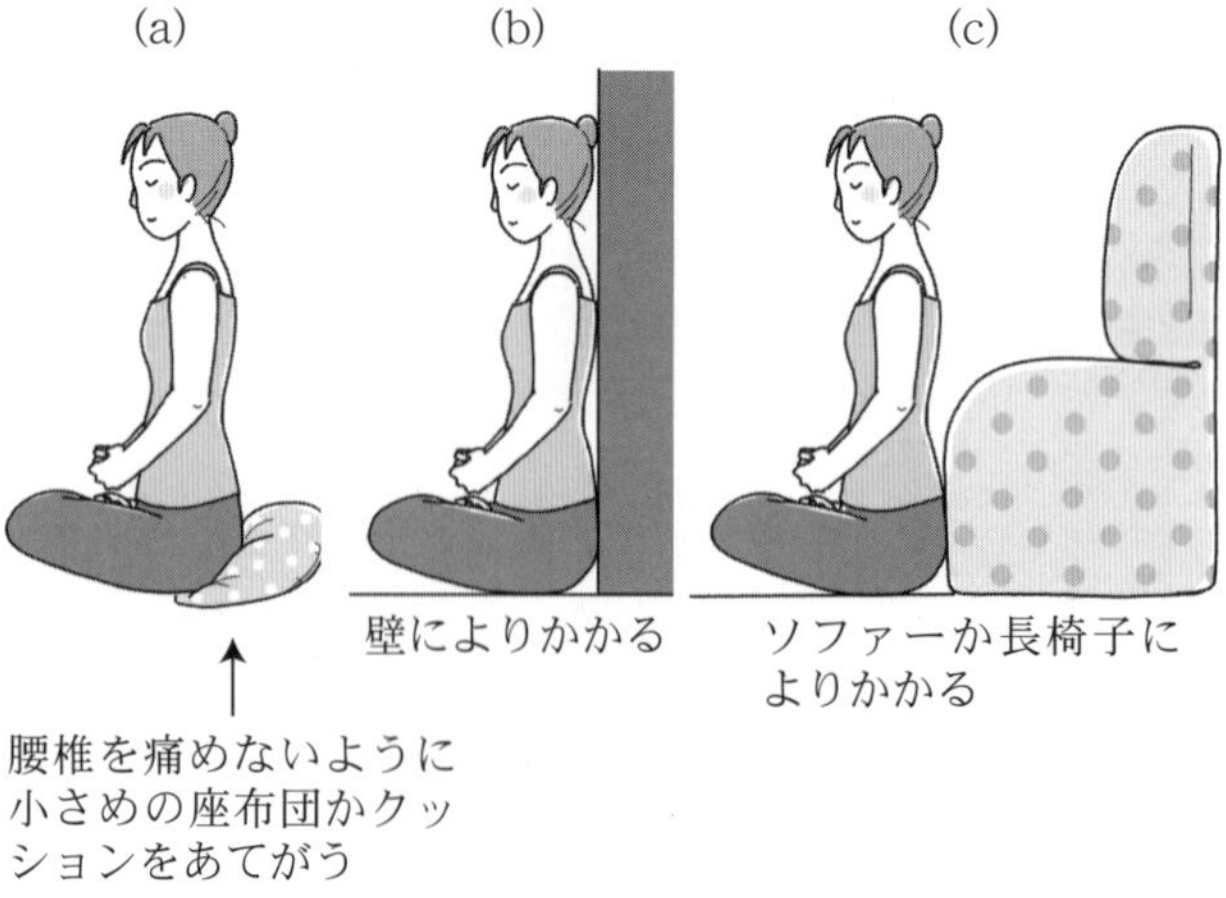

壁によりかかる
ソファーか長椅子に
よりかかる
腰椎を痛めないように
小さめの座布団かクッ
ションをあてがう

頭のなかは空、つまり無念無想の状態にします。それにより超意識下で自らの気と宇宙の波動エネルギーと同調し同化します。

⑥額の中央部（第三の目）及び丹田からおしりの穴にかけての範囲（下腹部）を力を抜き開放します

（2）呼吸法

自然呼吸で行います。

最初は時間的に吸気と呼気を二対五の割で呼吸します。つまり、二の割ですばやく息を吸い、五の割でゆっくり息を吐きます。そして次第に息をしているのかいないのか分からないような自然な状態の呼吸に至るのが理想です。（忘息の状態）

（3）普通、瞑想といいますと密教の阿字というシンボルを応用した瞑想法が有名ですがここではヒーリングのための瞑想法のため、省略します

（4）瞑想する時間と場所

じゃまや雑念が入らない静かな場所を選んで下さい。できるだけ空気のきれいな密閉していないところがよいです。

最も良い場所は自然のオーラやマイナスイオンが充満している山の中や海の近くなのはいうまでもないことです。

時間はいつでも構いませんが、ゆっくり落ち着いてできる時間を選んでください。気持ちのゆとりを充分持ちながら行うのが大切なのです。時間もないのに無理して行うことは避けたいものです。

熟達した人はともかく、瞑想中は体温が下がりやすいため、特に初心者は暖かい格好をして行って下さい。又、背骨を冷やさないように注意しましょう。

夜、皆が寝静まったころに行うのが最も効果的と思われます。オーラも感知しやすくなります。

(5) 三日坊主に終わらず、根気よく続けることが大切です

瞑想しながら気を運用する方法

①まず気のエネルギーを背骨の尾骨の部分（内側）におくことをイメージします。実際に

そこにエネルギーのかたまり（クンダリーニエネルギーといいます）があるからです。

それを内視、つまり自分自身の体のなかに目を向けることで、イメージで確認しながら意念によって、気のエネルギーをテニスボール大の球体に形づくります。
②そのボールを起始点として、尾骨の内側においてみます。
③それを腰椎、胸椎、頸椎の順に背骨の中心をゆっくり上に向かって上昇させます。
④額の中央部（第三の目）のあたりで止め、同じ道を辿ってゆっくり下へ向かって移動させます。
こつは必ずゆっくり動かすことです。
⑤それができるようになりましたら、今度はゆっくりボールを回転させながら上下を移動させてみます。往復の途中は逆回転させないように注意して下さい。往復は常に同じ方向で回転させて下さい。回転方向を変えるときは必ず起始点（尾骨のあたり）で行います。
⑥以上の③④⑤を繰り返します。
右回りを往復三回行ったら、今度は左回りを三回というふうにメリハリをつけて繰り返し移動させてみます。
⑦何度か繰り返した後、ときどき手のひら（できれば右手）をおなかのあたりに軽く触れ

てみます。
何かボーとした体温以外の、何やら遠赤外線みたいな暖かさを感じるはずです。
これが気のエネルギーであり、気の存在を実感として感じることができる瞬間です。
⑧瞑想を終わらせるときは必ず手をたたいたり、体を動かしたりして意識を覚醒させます。

他の人へのヒーリング法の実践

(1) 初級編（気功を応用）

①以上のように瞑想しながら気を運用する修練を何度も繰り返し根気よく行うと、気のパワーが強くなって、自分の作った気のボールを自在に扱えるようになれば、ヒーリングの実証に入ります。ヒーリングを行うには自分以外の相手も必要ですが、いきなり他人に行うよりは、まず、自分自身を試して効果を確かめてから、次に身近な肉親や友人に行うのが順当でしょう。
しかし、最も反応が分かりやすいのは、自分自身であることは間違いないのですが、とくに痛みや異常がない場合は他の人を相手に選んでヒーリングして下さい。
②まず、自分自身に試してみましょう。
痛いところ、便秘、肩こり、風邪、鼻炎など、なんでも効きます。

例えば、体のどこかに痛いところがあるとします。そこにそっと手で触れてみます。右手が良いでしょう。そのまま暫くじっとしていると、軽い痛みならすーと消えていくはずです。意念で気のエネルギーを患部に軽く送り込みます。

もし、痛みが消えなければ、あなたにはまだその痛みをとるだけのヒーリング能力が身に付いていないということで、いっそうの修練が必要なのです。

もちろん、痛みにも強い、弱いがある訳ですから、かなりの強い痛みが消えるようであれば、あなたには相当強い気のエネルギーが体に備わっているということになります。

③自分に対し効果が確認できたら、次にまわりの身近な人に試してみましょう。ただし事前承認を必ず本人からとって行って下さい。黙っていきなり行うことは避けましょう。イヤがる人に無理強いしてはいけません。

④最初は効かないか効果がうすいと思っていても後から効いてくる場合もあるし、また、根気よくヒーリングを続けていれば効果が出てくる場合もあります。慣れてくれば、ヒーリングを終えて大体二〜三分もすると効果が強く現れてくる場合が多いです。

効果の違いはヒーラー側の能力の違いの問題もあるし、相手側の体の治癒力、抵抗力、あるいはまた、気のエネルギーの差の問題もありますから、それらによってヒーリング効果に大きな差が出ます。したがって誰に対しても常にそれなりの効果があげられるようになれば、かなりのヒーリング能力が備わってきたと言えるでしょうし、いよいよ「本物」になってきたなという実感も確信もそのとき初めてわいてくるのです。

⑤一度ヒーリング能力が身についたら、もう消えたりなくなったりすることはないのですが、刀も使わなければ錆びるの例えもあるように、やはり毎日続けて修練を積むことで気のパワーは　着実に身に付いてくるのです。

⑥使わなければ錆びるとはいうものの、むやみやたらにやればいいということではありません。

何事も資源には限りがあるように、自分自身の気のエネルギーにもやはり限界があります。

電池切れをおこします。いくら気のエネルギーといってもエネルギーに代わりはないわけですから、使いっぱなしでは減っていくのはものの道理というものです。そこで不足した気のエネルギーを補ってやる必要があるのですが、それはまた後の中級編で述べることにして、初級ではまず、節度を守り相手を選んで、落ち着いてじっくり行うことを心がけて下さい。

段階を踏まえて着実にレベルアップしていった方が良いのです。ヒーリングを行う間隔はなるべく開けて行って下さい。

さて、ヒーリングの効果には持続時間というものがあり、一度のヒーリングで完治させることは難しいようです。しかしそれはなにもヒーリングに限らず他のどんな医学的治療法にしても同じことが言えるのです。病気や体の不調には常に原因というものがあります。その原因となるものをたたかないうちは再発や後戻りしたりするのは、むしろ当然といえましょう。そもそもヒーリングというのは原因を除去するために行うものではないのですが、結果的にみれば、病気そのものが治っているのです。というより、病気が再発しないように免疫力を高め、丈夫な体にするといった方が正解かもしれません。何度も繰り返しヒーリングを行えば、完治させることもできるのです。そのためにはヒーリング能力を増す必要がありますが、それには、生まれながらにしてよほど恵まれた能力の持ち主でもない限り、心の修練（成長）と瞑想の修行を積み重ねるしかないのです。力がついてくれば効果の持続時間も当然変わってくるはずです。

初級編で最も注意してもらいたいのは、ヒーリングの相手を選ぶことです。邪気の強い人や、重病の人、あるいは霊障が強く現れている人などは避けた方がよいでしょう。ネガティブなエネルギーが自分の方に跳ね返ってくる場合があるからです。そういうときは、前もって相手のネガティブなエネルギーを自分の体のなかに取り込まないよう充分注意する必要があります。わけても邪悪な霊による干渉は、たちのわるいものが多く見られますので、いっそうの注意が必要です。

初心者のレベルでそういったものを嗅ぎ分けるにはとても無理がありますので、ほんの聞きかじりの程度で面白半分に他の人にヒーリングを行うことは厳に慎みたいものです。

しかしそれらを避ける方法もありますが、これもまた、後ほど、中・上級編で述べることにします。

気のメカニズム

日本には古来より東洋医学というものがあります。中国から伝わったものもあれば、日本独自に発達したものもあります。

なかでも、針灸や漢方が有名ですが、漢方については薬草などを煎じて調合したもの服用するわけですから、一般の人にも分かりやすいと思います。

では針や灸がなぜ効果があるのかは、案外知らない人が多いのではないでしょうか?

体にはツボというものがあります。このツボは経絡という、全身に張り巡らされている気の流れの流通経路の中継点であり、体のあちこちに一定の秩序を保って点在しています。

体の病気や不調はこの、ツボのところで気血の流れが滞ることによって起きると考えられています。この気血の滞ることを於血といい、実は漢方で処方される漢方薬もこの於血を改善するためのものが多いのです。したがって東洋医学では、この滞った気の流れ、つまり於血を治すということで、大きな共通点があるのです。それ故、気の滞った経絡のツボを適度に刺激を加えることで気血の流れを再びスムーズにして循環をよくし、それぞれの体型や体質に応じて微妙な調整をはかりながら、病気を治したり、健康を維持したりすることができるようになるというのが東洋医学の基本理念なのです。

経絡には十二正経、つまり陽脈海に大腸、胃、小腸、膀胱、三焦、胆嚢の六腑六正経、そして陰脈海に肺、脾、心、肝、腎、心包の六臓、六正経があり、さらに体の正中線の前側を通る任脈、後側を通る督脈の二つの経絡を併せて一四の経絡が体のなかに張り巡らされています。経絡には一定の流れの方向があり、この経絡を通して全身の筋肉や内臓に気のエネルギーを送っているのです。気のエネルギーは多すぎても少なすぎてもダメで、ほどよい体の調和を保つためには、ほどよい量のエネルギーが必要なのです。

今でいう通信設備のネットワークみたいなものといえば分かりやすいと思います。

したがってその流通経路のどこかで故障を生じ通行障害を起こすと、全体の通信に支障をきたすようになるのです。とくに、陰と陽の経絡の交わりの部分に気が滞ると両方の経絡のバランスが崩れ、全身の不調和が生じると言われています。

したがって、一見、なんの関係もないような離れたツボに治療を施しても同じような治療効果があらわれるのは、体のなかの気のネットワークの流れのなかで、お互いに繋がっているからなのです。主点と副点というと分かりやすいでしょう。

それは東洋医学では「補法」及び「瀉法」というふうに言い表されています。

つまり、気の流れの量をどこかのツボでそれぞれ増やしたり減らしたりして加減しながら、全体の調和をはかっていくのです。ですから、針灸やマッサージ治療ではその人のツボの位置を正確に捉え、正確に施術しないとよい結果が得られないことになる、まことに繊細で精妙な治療法なのです。これは漢方薬についても同じことがいえます。

その人に合った薬剤、量、服用方法などを早く見つけ出してあげることが早期治癒の最大の要件なのです。つまり、全人的なより多くの人々を治すために考えられた合理的な西洋医学に対し、東洋医学は、人間個々を診ることを中心としてより人間的でよりパーソナルな医療といえるでしょう。

これでもうお分かりのことと思いますが、私たちは気の生命エネルギーで生かされている訳です。生きとし生けるものはすべて気のエネルギーを持っているのです。

もちろん、科学的に考えれば、体のなかに取り込んだ食べ物から複雑な回路を経て電気エネルギーを発生させ、筋肉内でそれを運動エネルギーに転換して体を休みなく動かしている、ということになりますが、ではこの気のエネルギーは一体どうやってつくられるのでしょうか？　残念ながら、この答えはまだ見つかっていません。

電気の様な配線があるわけでもないし、神経や血管を介している訳でもありません。しかし間違いなく体のなかの複雑なネットワークを駆けめぐっているのです。しかも電波や光のように浮いた状態で。

この気のエネルギーの集合体が霊魂と呼ばれているものなのですが、これは別名、幽体とも呼ばれています。そしてこれが光り輝くものとして一般的に認識されているものがオーラというものなのです。

それは光の一種であることは間違いないのですが、全く光だけというものでもないようです。なぜなら、光の運動は普通直線的ですが、この霊魂というものは自在に動けるからです。しかもこの霊魂は光速よりも速く瞬時に移動できるようです。

異次元空間をすり抜けるわけですから当然といえば当然といえるでしょう。

ワープという言葉がありますが、異空間の移動をワープと呼ぶなら、まさに言い得て妙でしょう。しかし現代の最新機器をもってしてもその正体を正確につきとめることはできないようです。でも何かあります。何か存在するのです。その何かが気であり、オーラなのです。気のエネルギーは修練を積むことで宇宙の波動エネルギーと同調させ同化することができます。自分の生命エネルギーが宇宙空間へ飛び出し、宇宙の波動エネルギーとコンタクトして高次のエネルギーを取り込むことができるようになるのです。

このことはまた後ほど中・上級編で述べることになりますが、これにより宇宙のエネルギーを自在に自分の体のなかに取り込むことができるようになります。（後述）

そして、気のエネルギーの放射と吸収は自分の意念に関係なく自動的にコントロールされます。必要な量だけ吸収され不必要なものは不必要な分だけ体外へ放出されます。すべて自動調整されるのです。気功のように、意念によって気のエネルギーを自在に操作しようと思うとエネルギーの補給法を考えないと体力の消耗をきたし、霊障による影響も受けやすくなる場合もありますが、意念を使わずに心を解き放ち宇宙のなかに身も心もすべて委ねれば、宇宙のエネルギーと同調しそのエネルギーを自在に体のなかに取り込めるようになれば、エネルギーの消耗はなくなります。また霊障をも受けにくくなります。

ただし、それによって食べ物を食べなくてもいいということにはなりません。体を動かす電気エネルギーとこの霊的な波動エネルギーとは全く異質のものだからです。

これらのことは、修練を積み重ねることによって感性で捉えることができるようになるもので、科学的な証明はできないのです。科学的な根拠を大切にする人たちからみたら、非科学的で馬鹿げていると思われるかもしれません。しかしながら、たまたま他の動物でなく人間として生まれながら、たった信じる、信じないという違いだけで宇宙の神秘、宇宙の真理、宇宙の根源の一端に触れることもなく一生を終えることがどれほど残念なことであるか、実にもったいないことだと思います。

針灸などではピンポイントで相手のツボを的確に捉えないと大きな効果は得られないのですが、ヒーリングを行えば患部にそっと触れたり手をかざすだけで効果を発揮することができるのです。痛みなどは劇的に消すことができるようになります。

つまりヒーリングの場合、その作用点はおおまかでよく、方法は実にかんたんなのです。気功の場合、意念の力でエネルギーの強さを調節し放射時間、放射量を定めて条件設定をする必要がありますが、それは上達すればそれほど難しいことではありません。

修練を積み、熟達してくるとヒーリング効果は迅速にあるいは劇的にあらわれるため、かえって分かりやすいといえます。針灸や漢方ほど何年も何十年も修行を積む必要はないと思います。ただすべての医学的治療法がそうであるように、ヒーリングも完璧な治療法という訳にはいきません。病気の原因が存在している限り、当然持続効果にも限界があるのです。

痛みなどに対する効果時間についても限りがあり症状の後戻りがあります。ヒーリング一回の施療で病気や症状などを完治させることは今のところ、できないということです。

解決法は繰り返しなんどもヒーリングを続けるしかないのです。それによって体に抵抗力をつけ、免疫力を高めていくことで、病気そのものを治したり、病気にかかりにくくなるのです。薬を飲むでもなく、体を刺したり手術することもなく、施療することができるため、それだけでも素晴らしいことではないでしょうか？　しかも安く安全で確実性があります。

もし仮にたった一度のヒーリングで病気を治すことができる人が現れたら、その人は今世紀最大のヒーラーといえるでしょう。

いえ、世界は広いのです、もしかしたら、すでに世界のどこかに存在していてひっそりと静かに人々を癒し続けているのかも知れません。こうしたヒーリングの力はいわば人間にとってウソや偽りのない尊い力であり、人にひけらかしたり自慢したりするようなものではありません。テレビなどでときどき霊的な力をまるで見せ物みたいにしている番組をみかけますが、そのようなことは尊い霊の世界では許すはずがありません。本当にそのような優れた能力があるならば、他の人的、社会的に有益なことに貢献すべきだと思います。

そのためにそういった霊的に特別な能力がその人に与えられているのであり、決して浮ついたブームやもの珍しさなどに便乗して利益をむさぼるようなことはしてはいけないのです。真実の光はあくまでもやさしく尊い愛のエネルギーであり、邪な心は真の輝きを失わせるものなのです。

オーラ（光の輪とは）

オーラとは宇宙におけるすべての物質から発する波動エネルギーのことをいいます。これは生きているものも、またそうでないものも同じことがいえます。そして宇宙からもエネルギーがすべての物質にあまねく降り注いでいます。人間とて例外ではありません。物質は自ら波動エネルギーを発しているだけではなく、宇宙からも同様のエネルギーを受け取り損失分を補ってその物としての存在を維持し続けているのです。

太陽と地球の中心との関係を例にとってみるとわかりやすいでしょう。

地球は自らもエネルギーを発しなおかつ太陽からも光のエネルギーを浴びています。

その放射エネルギーの性質を応用したのが気功であり、レイキなのです。

この波動エネルギーのうち生き物の生命エネルギーを「気」と呼んでいます。

さて、人の体には気のエネルギーの出入り口が大きく分けて七つあります。この出入り口のことをチャクラといいます。体の上から順に①百会（頭頂部）②額の中央部（第三の目）③首のつけねの窪み（天突）④胸椎中央部⑤上腹部⑥へそ下（丹田）⑦下腹部　にあります。

そのチャクラからは、それぞれ異なったエネルギーレベルのオーラを放射しています。

一般的にオーラと呼んでいるものは、このそれぞれのチャクラから発する光のエネルギーの集合体だと思ってもらって結構です。この七つのチャクラから発するオーラにはそれぞれの役割があり、そしてまたそれぞれに異なった固有の色を有しています。

赤、橙、黄、緑、青、群青色、紫、そしてそれらの色を集合すると白になります。

なんとこれは、太陽光線のスペクトルではありませんか!?

さらにまた、それぞれの色にはそれぞれ役割があり、例えば、赤——情熱、黄——知性、緑——ヒーリング、青——感受性、白——真理、金色——無償の愛、栗色——自己の指命の目覚めをあらわすといわれています。

この七つのチャクラから出る七つのオーラ帯によって全身が被われています。

その層は体に近い順から、第一層：エーテル層、第二層：イモーショナル層、第三層：メンタル層、第四層：アストラル層、第五層：エーテルテンプレート層、第六層：セレスティアル層、第七層：ケセリック層とよばれています。

この七つの窓口を通して体からネガティブなエネルギーを放出し、ポジティブな宇宙の光のエネルギーを吸収したりしているのです。そして気のエネルギーボールを宇宙のエネルギーと同調させ一体化させることができるのです。オーラは実際に目でみてもオーラビジョンを通して見ても各層が規則正しく整然と見えるわけではありません。その人の霊性によって色濃く出る層が違うからです。

オーラというものは普通は直接目で見えるものではなく、ヒーリング法を修得することで内視（心の目）で見ることができます。特に暗闇のなかで目を閉じて瞑想するうちに、まばゆいばかりの光が体のなかから湧き上がってきたり、外（宇宙）から手のひらや額のなかに入り込んだりしてくるのがよくわかるようになります。

わずかではありますが、一般の人にも肉眼で見ることもできます。例えば、白い壁に向かって手をかざしてみると、指の周りに何か透明なモヤーッとしたものが見える

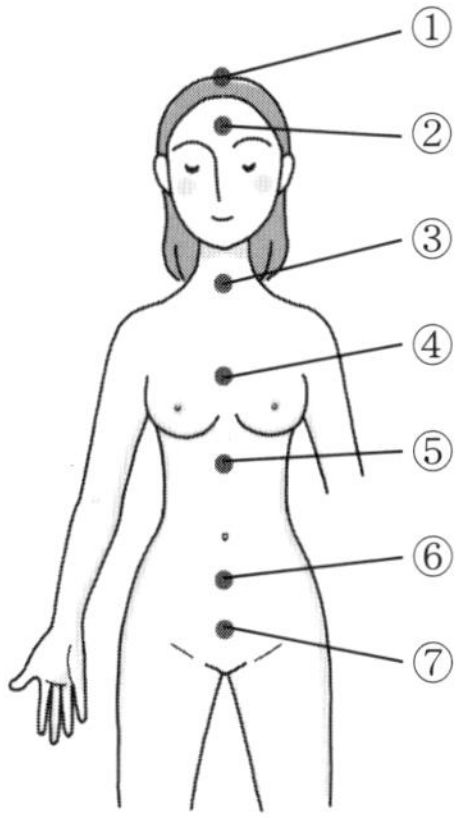

７つのチャクラ

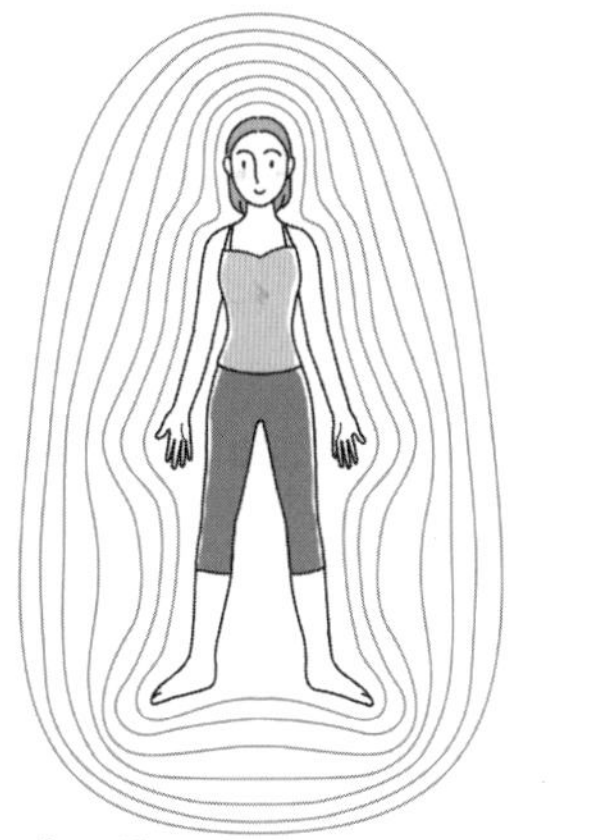

オーラ
７つの層が重なっている

はずです。(よく目をこらして見て下さい) これが実はオーラなのです、修練を重ねるうちにそれが顕著に見えるようになります。

さて、これでオーラが光の一種だということがよくわかってもらえたと思います。しかもただの光ではありません。チャクラを通じてまるで空気のように流動的に体のなかに出入りすることができる性質があるのです。、電磁波としての透過性があり、また、空気や水のように流動性があるのです。

なぜなら、ただ透過するだけであるとすれば、体のなかに留まっていることはできないはずだからです。またそうでなければ、ヒーリングの効果が説明できなくなります。

おそらく光の直進性、及び熱伝導性、電磁波の透過性、液体や気体の流動性などのすべてを兼ね備えた極めて特異的な性質を有しているものと思われます。光ではあるけれども、全く光だけというわけでもないといったのは、そういった理由からです。

まさに生きている光のエネルギー……これこそが生き物の生命エネルギーの正体なのではないでしょうか。

また、オーラの色は人それぞれ違っていて、その色の違いでその人の魂の昇華の度合いがわかるとされています。昇華とはつまり、人生の悟りにどれだけ近くなっているかといった、心の徳性、成長度を表すものです。ですから徳の高い人ほどオーラは明るく光り輝いているわけです。

オーラを見る

背骨の尾骨の内側にある波動エネルギー（クンダリーニエネルギーといいます）の活性が最大限のレベルに達すると究極のクンダリーニ昇華が起き、オーラを肉眼で直接見ることができるようになります。それは宇宙の高次元のエネルギーとつながることにより、宇宙のエネルギーがチャクラを通じて体のなかに流れ込むからです。

波動エネルギーは光ですから、光として認知することには何の不思議もないのですが、ヒーリングする人のなかには、このオーラが見える、見えないをよく問題にする人が多いようですが、あまりそういうことは意識しなくてもよいと思います。邪心を捨て、心を宇宙に解き放ち、心を素にして自然体でいれば、気の修練を続けているうちに自ずと光の方から目のなかに飛び込んできます。初めは瞑想をしながら宇宙のエネルギーと同調を繰り返しているうちに自然にオーラの光が見えるようになることが多いようです。人のオーラが直接目で見えるようになるには、さらに心の修行を積み重ね、心の徳性を高めることで、エネルギーレベルを上げていく必要があるのです。

シンボルとマントラ

レイキではシンボルとマントラを使います。これらはヒーリング上達の手助けとなるものです。シンボルとは記号や文字の図形のことで、マントラは発声する言葉を意味し、これは古代インドのサンスクリット語が語源で、「神呪」をあらわします。

それぞれのシンボルには対応する独自のマントラがあります。

シンボルは人の気のエネルギーと宇宙の高レベルのエネルギーと同調させやすくする調整回路と思ってもらって差し支えありません。一方マントラは発する言葉で宇宙の高レベルのエネルギーの波動と共鳴させやすくするものといわれています。

それぞれが対になっているため、使うときはセットで応用するとより効果が大きく、よりいっそうの宇宙の高次の波動エネルギーとつながりやすくなるといわれています。

レイキにはそれぞれの修練の段階に応じて四種類のシンボルがあり、そのなかで最高のシンボルといわれているものが、マスターシンボルと呼ばれているものなのです。

結局それを使えるようになれば、他のシンボルは不要となるわけですが、各マントラは各段階ごとに使いこなしていって最後に総仕上げとしてマスターシンボルを使えば、さらなる上達の近道とされているのです。

さてこのマントラとシンボルの活用について、私なりの考えを言いますと、まことに不思議なことですが、一般的なシンボルに関しては、ピラミッド型、五芳星、六芳星、太極図あるいは仏教の印や真言などがよく知られていますが、これらの存在は昔から人々が宇宙のあるいは霊の世界とのコンタクトを計るために応用されていたのではないかとされているようなふしがあります。レイキのシンボルやマントラに関する具体的な形や名称はこの書では省略させていただくとして、ではなぜ、このようなシンボルやマントラを使うと宇宙の波動エネルギーとコンタクトしやすくなるのか、そのことについて、少し述べてみましょう。それは一種の暗示による条件設定の結果による効果ではないかと見ています。例え単なる暗示といえど、何世代にも渡って踏襲されてくれば、これはもう立派に技法として成立するものと思われます。暗示そのものだけでもすぐれた治療効果があります。たとえうどん粉といえど、薬だと言って飲ませれば本当に効いてくることだってあるのです。もちろん、先人たちはいろいろ試行錯誤を繰り返して、最も気に反応しやすい形や音を長い歳月をかけてつきとめたに相違ありません。

レイキにしても同じことが言えるのではないでしょうか。そうやって完成された図形や音をシンボル、マントラとし、それらを書いたり、読んだり、イメージしたりするだけで宇宙の波動エネルギーと自身の気のエネルギーとが、コンタクトしやすくなると暗示する。

つまり、一種の条件設定ではないかと思うのです。それらを使うことで修行の時間と労力を減らすことを考えたのではないでしょうか。

特に音に関しては物と物との間には共鳴効果があるように非常に敏感に反応する部分があります。例えば、優しく穏やかな癒しの音は見事にきれいな氷の結晶を作るし逆に耳障りな毒々しい騒音にしか聞こえないような音は無秩序な乱れた結晶が作られることが知られています。癒しの音楽を聞かせ続けると草木も胎児もすくすくと素直に生育するとも言われています。こういったことは、まさしくお互いに共鳴し合っているといってもいいと思います。そう考えると、マントラの効果もなんら不思議なことではありません。面白いことに、これはあまり知られていないことですが、漢方医学では音素コードというものがあり、五十音の組み合わせによって（三音）漢方薬と作用部位及び症状がお互いに反応し合うのです。私も実際に試してみましたが、実によく効きます。実際に漢方を服用したのと同じような効果があるのです。全く驚きという他ありません。

今でもときどきヒーリングと組み合わせて応用しているのですが、やはり漢方薬であるが故に単独で使用すると、効果の時間や程度に限界があるのです。

また、針灸とヒーリングの組み合わせも面白いと思います。よりいっそう効果があると思いますが、いずれにしても、こういったことはヒーリングに熟練してから行うべきで、未熟なうちは差し控えたほうがよいかと思います。

併用して行うには意念による微妙なコントロールが必要なのです。

気功においては、意念による条件設定をよく行います。例えば、頭のなかにイメージしてこのようにすれば、このような結果になるあるいは効果が出る、というふうに気を送る前に条件を設定しておくのです。具体的に言うと、例えば金属アレルギーがあるとします。ある金属に対する反応を調べたいときに、「相手がこの金属でアレルギーを起こす場合、この金属を相手が持ったとき、こちらの指先にピリピリと反応する」といった具合に、ヒーリングする前に条件設定するのです。普通は手に持っただけではアレルギー反応は出にくいものなのですが、こうして調べる前に条件設定をしておくと反応が判るようになるのです。

実際にアレルギー反応を起こす物質（アレルゲン）であれば、ヒーリングによって診断できるというものです。アレルゲンでなければ何も反応しません。同じ手法は体の病的な部分に対しても応用できます。

このように、気のエネルギーを応用した意念の力というものは、想像を超える不思議な力を秘めています。気のレベルが上がり、ヒーリング能力が開発してくると気功診断として実際に応用できるのです。今後いかなる分野でこういった不思議な能力が活用されるのでしょうか、とても楽しみではあります。

さらに宗教的な考察からみてみましょう。例えば、仏教では経典があり、真言というものがあります。真言というのはそれぞれの如来や菩薩にあてられた暗号、つまりマントラであり、いわば呪文みたいなもので、それを唱えることでそれぞれの仏の経文をすべて読経したのと同じ効果があるとされます。キリスト教ではさしずめアーメンでありましょうか。つまりそれぞれの国の宗教にはそれぞれに宇宙のエネルギーに呼応する暗号みたいなものがあるのです。

気功やレイキを行うときでもこういった真言などのような、宗教の暗号を活用してもシンボルやマントラと同じような効果があるとみています。

いずれにしても条件設定が重要な鍵となっていることは間違いありません。

例えば、お経を唱えれば成仏するとか、善行を施せば天国へ行けるとかなど、人生の間に知らず知らずのうちに私たちの深層心理のなかに入り込んでいる暗示なども似たようなもので、煩わしい手続きを踏まなくてもいいように簡素にコード化、暗号化し、それに暗示をかけることで遠回りをせずに最短で目的に達したり目標に繋がったりすることができるように設定しているのです。

コンピューターでいうとパスワードみたいなものでしょうか?　パスワードさえ手にい

れれば、誰でもアクセス可能なのですから。

私の場合は日常的に常に仏教の経文を暗唱しながら気を活用しています。経文の内容は人々への慈愛と温情に満ちあふれたものであるため、自ずと心が落ち着いて穏やかになり静謐な気持ちになってくるのです。そして、人々を悟りの境地へと導く道標でもあり、それはまさしくマントラの効果といってもいいものであり、気功やレイキの究極の目的に合致するものです。したがって気を活用するときに応用したとしても効果がないはずはないのです。

日本人なら亡くなったときにお経をあげることは誰でも知っています。

霊になってあの世へ行ってもなんらかの形でそれが残留思念として記憶に残っていると考えます。霊界へ成仏できないでいる霊魂にお経を唱えることでお祓いされ成仏することができるといった、習わしみたいなものが日本にはあります。

それは外国でも同じことがいえると思うのですが、それではお経や聖書を読むことで、なぜ霊魂は成仏できるのか考えてほしいのです。それはやはり、経文がことだま（言霊）となって霊魂の波動エネルギーと呼応しているためではないかと思われるのです。

現世に生きているうちは神も仏も信じないと強がっている人は沢山いると思いますが、どんな人でも日本人ならたいてい、いずれあの世へいけばなんらかの形でこのお経のお世話になるときがくるのです。ならばこの世に生きているうちに頭から否定せずに少しでも心を開いて正面からこういった癒しの糧になるものに少しずつでもいいから心の目を向けていった方がよいように思うのです。

ヒーリング中級編

これはレイキ法を応用した気の感受法及びヒーリング法です。

初級編で気や気の流れ、及び気によるヒーリング効果を感じられるようになったら、さらに中級へ進んでみましょう。

中級編では自分の気のエネルギーを宇宙の波動エネルギーにコンタクトさせる方法を学びます。この修練法は気功もレイキも全く同じです。

いずれの場合も大切なのは心のあり方です。心を素にして無念無想無我の境地で臨むことが要求されます。そうでないと、邪気や、低レベルのネガティブなエネルギーを拾いやすくなり、自らの体の調子を落とすことにもなりかねません。技術的なことはそれほど難しいものではなく、宇宙のエネルギーは地球上のあらゆるものに降り注いでいる訳ですから、自分の気と同調させるコツさえつかみとれればいいだけなのです。ただ、宇宙のエネルギーといっても、高次元のものから低次元のものまでいろいろある訳で、そのなかのより高次元のレベルのエネルギーと同調させるには、邪心のない素直なこころ、が要求されるということなのです。

それ故善の心をもっと望むことが大切で、しかもことさらにそれを強調しない、素の心で、より自然体の姿勢がヒーリング上達の近道なのです。

（1）家庭で行える宇宙の波動エネルギー修得法

慣れないうちはできるだけ空気の通りのよい静かで落ち着いたところがよいでしょう。またあまり寒くてもだめです。体を冷やしたり、とくに背骨を冷やさないよう注意をして下さい。（山岳における修行とは違うのです）

①座禅による瞑想の形をとります――初級編で述べた通りです。

腰をいためないようにお尻の下に小さな座布団かクッションを敷くこと、あるいは壁を背もたれにしてもよいです。とにかく背筋を真っ直ぐに伸ばしていられるよう工夫して下さい。

②全身の力を抜いてリラックスします。頭のなかは空の状態、つまり無念、夢想、無我の境地、目は閉じて合掌します。

③足は両かかとをそれぞれ反対側の膝の内側にあぐらをかくようにして乗せます。難しければとくにそれにこだわる必要はありません、できる姿勢でよいです。しびれたり痛くなったりしないよう軽く膝を組み両手を組んで下腹部の上にのせます。手は法界定印の形をとるのがよいでしょう。

④呼吸は速く吸ってごくゆっくりと吐きます（二対五の割）それから次第に自然呼吸になってゆき、最後には息をしているかどうかもわからない忘息の境地に至ることを目指します。

⑤初級編で覚えたテニスボール大の気のボールを尾骨の内側を起点として想定し、背骨の真ん中を伝って額の中央まで何回か往復させてみます。ゆっくり、ごくゆっくり行います。

慣れてきたら気のボールを回転させながら往復させてみます。これをひとまず三回往復させます。注意することは往復の途中でボールの回転を逆回転させないことです。

⑥同時に経文、真言、レイキマントラなどを唱えたり、頭のなかにシンボルを思い浮かべながら行うといっそう修得の効果が上がります。

⑦次にイメージで太陽または宇宙の中心の一点を捉えそこから額の中央部を通って尾骨部の起点まで一直線に結びます。さらにそれを地球の核の中心まで延長します。太陽（宇

宙）の中心と背骨の中心と地球の中心とが一直線で結ばれたことになります。次にこの直線上に沿って気のボールを尾骨の内側を起点として太陽〜地球の中心〜尾骨内側までを一クールとして何度も往復させます。この状態をチャネリングといい、自身の気のエネルギーが宇宙の波動エネルギーと繋がったことを意味します。

⑧⑦を続けているうちに自然に宇宙のエネルギーを自分の体のなかにとりこむことができるようになります。

⑨宇宙の中心と地球の中心を結んだ線上では自分（背骨）は単なる中継点とみなし余分な意念を一切加えないことです。いったんチャネリングしたら何度でもゆっくり往復させてみます。

何回までという制限はありません。体のなかに取り込まれるエネルギーの量と質は必要とされるものだけ、自動的に調整されるからです。安心して行って下さい。

⑩何度かやっているうちに、全身がゆったりして気持ちがとても安定し幸福感に包まれたような感覚が得られるようになります。さらに閉じているまぶたの内側に光のオーラがキラキラと飛び込んでくるようになれば、体のなかに宇宙波動のエネルギーを取り込んでいるんだという実感が湧いてきます。すぐオーラが認識できるような人は上達が早いといえますが、もともと持って生まれたものがあるのだと思います。

⑪一度や二度で感覚が得られなくても諦めないこと。何度か根気よく繰り返しているうちに必ず、実感がつかめるようになるはずです。ただし邪な心の持ち主や欲の深い人に関してはその限りではありません。まず心のあり方から修行する必要があります。

⑫終わったときは全身に宇宙からのエネルギーのシャワーを浴びるようにし、最後に両手を合掌して終了します。

このようにして自分の体に宇宙のエネルギーを取り込むのですが、この一連の過程のなかで最も大切なのは、やはり心を空にして無念無想無私無欲の境地で臨むことです。自分自身の意念は全く入れないで頭のなかは空白の状態でいるのが望

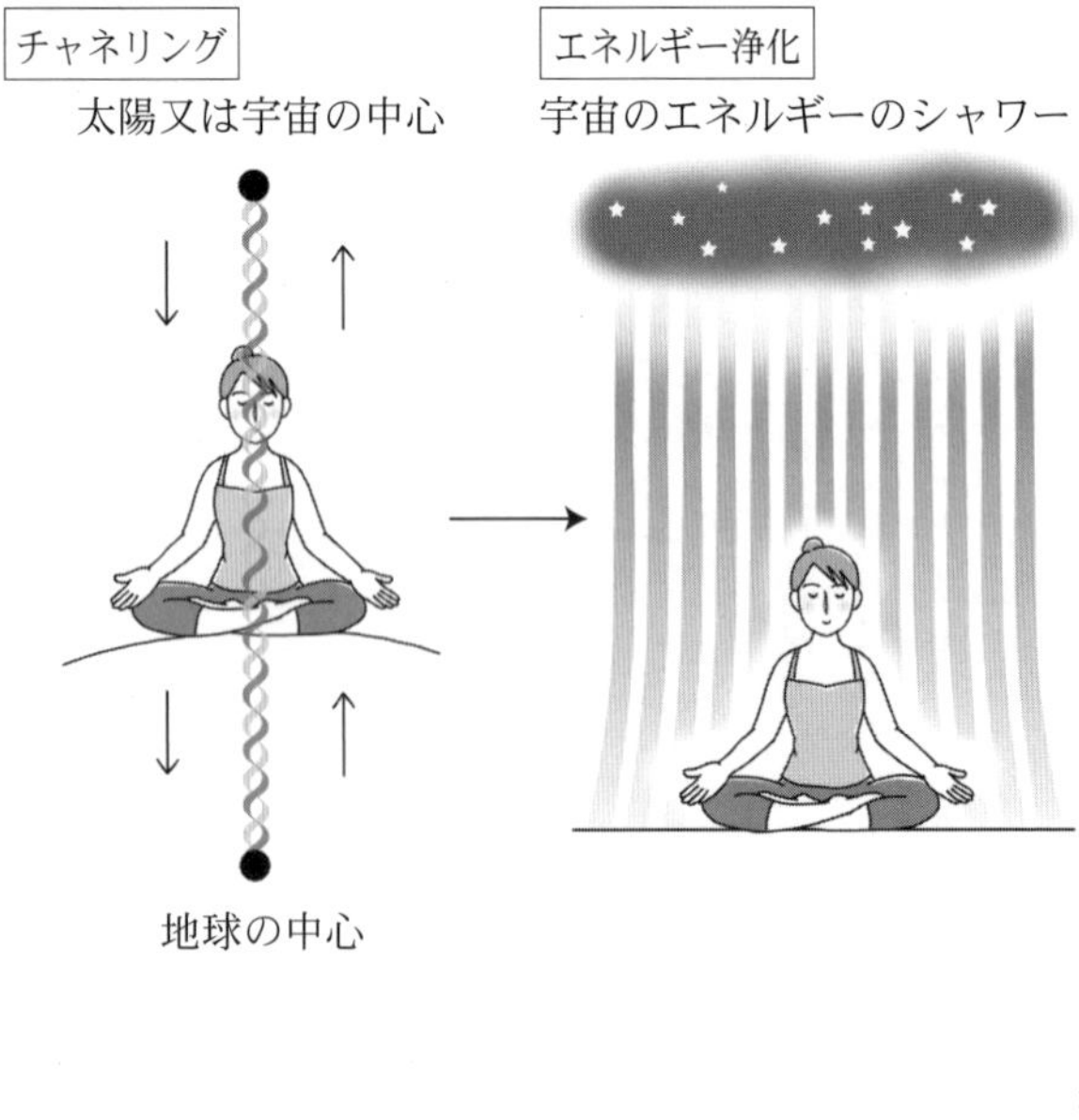

ましい。治してやろうとか、治ってもらいたいなどといった余計な意識は入れてはいけません。気功のような意識の集中は全く必要ないのです。ただ自然体で何も考えず素直な気持ちでいれば、あとは自動的にエネルギーが必要な分だけ吸収され、過剰なエネルギーやネガティブなエネルギーは放出されるのです。

そして全身にほどよいエネルギーの調和が得られるのです。このことは本当に不思議なことでありますが事実なのです。体験者にしか分からない真実の世界なのです。

ただし取り込まれるエネルギーのレベルは自身の霊格に影響されます。誠実で清らかな心の持ち主ほど取り込めるエネルギーの質は高レベルであり、また得られるヒーリング能力も強くなるといわれています。

上級編

これはレイキ法を応用したヒーリング法です。

ここでは宇宙の波動エネルギーを使って実際に自分自身または他の人へのハンドヒーリングの実践法を説明します。

いったん気のエネルギーの感触さえつかめば、他の人へのヒーリングはそれほど難しいものではありません。中級編で行ったとおりにすればよいのです。

①まず自分自身が心身ともに健康である必要があります。自分が病気であったり、不調であったりした場合はまず、自己ヒーリングを行って自分自身を改善してから他の人へのヒーリングを行って下さい。しかし、これまで修練を重ねてきた人はここにいたってはもう自ずと健康状態になっているはずですから、もしそうでなかったら、今まで行ってきた修練法が間違っていることになります。そういった場合もう一度最初に戻って原点からやり直したほうが良いように思われます。

②合掌。オーラ浄化法を自他ともに行います。（宇宙のエネルギーシャワーを浴びます）次に、前もって相手の悪いところや病態が分かっていれば、そこのところが（改善または）治癒しますように軽く意念で条件設定しておくのもよいでしょう。

③宇宙のエネルギーとチャネリングしてエネルギーを取り込みます。自分の気のボールのエネルギーを、太陽〈宇宙〉の中心――背骨の中心――地球の中心を結んだ直線上をゆっくり回転させながら往復させます。
姿勢は立位でも座位でも構いません　体は常にゆったりとリラックスさせて下さい。頭のなかは無です。ただし最初のうちに条件設定として相手の悪いところが早く治りますように、といった意念を発信しておくとよいでしょう。意念を使うのはその一瞬だけにして下さい。

④次に自身にエネルギーを通しながら、右手のひらを相手の治したいところへかざします。（直接触れても構いません）直接触れることができない場合はできるだけ体に手を近づけて下さい。ヒーリング能力が強ければ服の上からでも結構です。離れているとエネルギーが散るため、指先どうしは常に間が開かないようにくっつけていて下さい。効力がそれだけ落ちることになります。目は閉じても開いていても効果は変わりません。

⑤経文、真言、レイキのマントラ、などを唱えながらヒーリングするとより効果があります。声に出してもいいし、頭のなかで暗唱しながらでもいいです。

真言の例

薬師如来：オンコロコロセンダリマトウギソワカ
大日如来：ナウマクサマンダボダナン、アビラウンケン、オンバザラダトバン

⑥とりあえず五分くらいまず行ってみます。その後一〇分くらい様子をみます。これを何回か繰り返してみます。

ヒーリング直後は効果が出なくても、少し経ってから効いてくる場合もあるからです。症例にもよりますが、大体一〜五分後に効いてくる場合が多いようです。

また、相手の体の状態や気のレベルもある程度かかわってきますから、一概に言い切れるものではないのです。ヒーリング効果は自身の能力と相手の状態によって当然差は出ます。その差を埋めるにはヒーラー自身の修練と心の自己研鑽しかないのです。

自分の気のレベルがどれくらいなのか、あるいは効果がどのくらい出るのか、最初のうちはわからないのはむしろ当然であって、したがって自分の能力に確信が持てるようになるには、ある程度試行錯誤を繰り返す必要があるのはやむをえないことです。

基本的にはレイキヒーリングの時間のとり決めとか制約といったものはありません。どれだけの時間行ったらよいのかなどとよく聞かれますが、それは効果があるまで行えばよいと思います。いつまでやっていても効果が出なければ自身の能力がまだ未熟ということになるのです。なにも難しく考える必要はありません。何度も繰り返して言いますが、気のエネルギーは自分も相手も自動的に調整してくれますから、長くヒーリングしていても過剰に体に蓄積することはなく、とくに心配はいりません。

もっとも、ものには限度というものがありますから、一応の目安としては、例えば痛みなら、すーっと消えるまでとか、便秘なら便意を催すまでとか、といったように考えれば、とても分かりやすいのではないでしょうか。二～三〇分くらいやって効果がみられなければ、諦めてまた修行に励んで下さい。効果が出ないからと言って、決してリキんで意念を相手のなかに押し込まないように注意してください。
⑦ある程度自分のヒーリング能力に確信が持てたら、施療時間を自分なりに決めてもよいと思います。（だいたい二～五分くらいでよいと思います）
⑧最後に再び自他ともにエネルギーのシャワーをあびてください!!
両手のハンドヒーリングで行って下さい。
⑨合掌！

その他のヒーリング症例では

ゲリ、慢性、急性疾患、皮膚疾患、内科的疾患、外傷、視力、外傷、アレルギー性疾患、風邪、咳、鼻水鼻づまり、しゃっくり……などなんにでも効果があります。

このヒーリング法の具体的効果

レイキの活用によるヒーリングにおいて最も優れた特徴は高次の宇宙エネルギーと自身の気のエネルギーが同調した際にポジティブなエネルギーとネガティブなエネルギーが体の内外に自動的に吸収、放出されます。また、まわりの霊障や邪気などからもブロックしてくれることです。

①肉体的効果

・病気の予防と治療。

・体の不調和や痛みを取る、または改善する。

・免疫力を高め、自然治癒力を促進させる。

・基礎代謝を整え、無駄なエネルギーの浪費をコントロールする。

・神経系統のバランスを調整し、疲労の回復や内臓の働きを良くし、消化吸収を活発化する。

・ホルモンの分泌のバランスを整える。

②精神的な効果

・精神状態をリラックスさせて心身のストレスを解消する癒しの効果がある。

・精神的にゆとりのある生活を送れるようになる。

・潜在能力の開発。

それぞれの感覚が鋭敏になる。

・邪心、邪気、霊障などをブロックする。

・善行への憧憬。

心の徳性を磨き魂を昇華させる。

他者にヒーリングを行うときの条件

・ヒーラーは常に心身ともに健康であること。
・初めと終わりは自分も相手もともにオーラ浄化を行うこと。
・宇宙（または太陽）の中心――ヒーラーの背骨の中心――地球の中心を常に一直線になっていること。決してぶれないこと。
これは内視法を用い、イメージとして捉えること。
・気のボール（クンダリーニエネルギーのこと）はその直線上から大きくはみ出さないで上下に往復させます。起始点は常に尾骨の内側に内視で設定しておきます。
・最初の一瞬を除いて、治そう、治したいという意念を持たないこと、心を無にしてヒーリングが必要だと思うところへ直接手をかざし、ただ必要とされる効果がこれから起きるというぐらいに感じながら（思うのではなく）相手にエネルギーを通していきます。
エネルギーを放射しようとリキんではいけません。ただ自然体で手をかざしていれば宇宙から必要な量だけエネルギーが流れます。

ただしエネルギーのレベル（質）はヒーラーの心の成長度によって違ってきます。
・邪念を持たないこと。

・相手の気を自分の体のなかに取り込まないこと。エネルギーレベルによっては、相手の邪気やネガティブなエネルギーに干渉を受けたりすることがあるからです。

ヒーリングの自己診断

施療による効果の程度と時間によって、ある程度ヒーリング能力が判断できます。効果時間が長くなるほど能力が高いということになります。

あるいはまた、病気や症状の治癒または改善の程度によっても能力の判断基準になります。指導者によって判定してもらうのもよいですが、これは指導者がよほど能力のすぐれた人でないと、判断するのは難しいと思います。

気功とレイキのどちらがよいか?

私の場合でいいますと、あまりこだわらずに両方を使い分けています。

両者の間には気のエネルギーを自身の意念でコントロールするかしないかの決定的な違いはあるのですが、気功にしても宇宙のエネルギーと同調する方法を会得すれば、とくに支障はないと思っています。要は自分の意念を自在にコントロールできるようになれば良いのです。気功では意念を自在に操りレイキでは意念を完全にシャットアウトするのです。しかし気功にしろ、レイキにしろエネルギーレベルの質を高めてヒーリング効果を上げるには、どちらも心の成長が不可欠なのは、変わりありません。

それなくしてはヒーリング能力のレベルアップは期待できないのです。

破壊的な力と癒しの力とでは自ずとエネルギーの質が違うのです。破壊的な気のパワーは邪心があろうとなかろうと修練と才能によってはかなりの能力が身につくといわれています。具体的には痛みなど急性の症状がきつい場合は気功で対処し、慢性的な症例に対してはレイキを行っていますが、いずれも効果時間には限界があり、一回のヒーリングで病気そのものが完治するものではないため、何回も根気よく施療を続ける必要があります。持続的あるいは断続的でもよいですが、とにかく続けてヒーリングを繰り返していれば、いずれ効果は出て来ます。

気功は修得するのに技術的な難しさがあり、相応の修練を必要とします。熟達すれば人をはね飛ばすほどの強いパワーを身につけることができるようになるといわれていますがそれ故、ヒーリングに応用するには、そのパワーを絶妙にコントロールしなければなりません。ですから、力を上手にコントロールできないうちは、期待したほどのヒーリング効果がえられないでしょう。エネルギーのパワーは強すぎても弱すぎてもヒーリングの正しい効果が出にくいからです。そして効果の出ない場合にリキんで強い意念でパワーを放射してしまいがちなため、よほどの意念によるエネルギーのコントロールの習熟が必要になってくるのです。ですから意念によるコントロールが自在にできるようになり、また、こころの徳性が高まれば、どちらのヒーリングを使っても構わないと思っています。それ故、初心者や未熟な段階のヒーラーにとってはレイキを覚えたほうが早く応用できるということがいえます。

とくにレイキでは心の煩悩が少なくなればなるほど、つまり心の浄化が進むほどヒーリング能力はアップしていきます。ですが、現代人にとってはむしろこちらの方が実際は、難しいのではないかと思っています。

第4章　健康な体で人生を送るために

ヒーリングは医療行為？

ヒーリングが病気や病的症状の改善に大きな効果があることはヒーリングを日常行っている人たちの間ではもはや常識で、欧米や中国ではホリスティック医療として専門の科もあるほどですが、日本では保険や公的資格などにより社会的な身分や収入が保証されている訳ではありません。一般的にはまだまだその認識度は低く、法的にも守られていないのが現状です。資格についても、社会的基盤がまだ整っていなくて、保険医として登録することもできません。また、各ヒーリングスクールやセミナーが発行している公認の認定書なども、それはそのスクールのなかだけで通用するもので、全国あるいは世界レベルでの統一した組織がないため、今のところ全国のどこでも通用する公認資格というものはありません。

ですから、日本ではヒーリングは医療としてではなく、どちらかというとリラクゼーションとしての認識にとどまっているのが実情のようです。

したがって医療所とか診療所として標榜して開設することはできません。

つまりヒーリングは明らかに医療行為なのですが、法的には医療行為としては認められていないのです。

しかし、最新医学でも見放された患者さんたちが藁にもすがる思いでヒーリングに期待しているのも事実なのです。少なくとも、自分自身に行うことについてはなんの支障もないわけですから、それで自身の健康を守れれば、素晴らしいことではないでしょうか？

そもそも、本書の目的はそこにあるのです。皆さんが自分自身の健康を勝ち取るために、普段の生活において何が必要かを訴えかけるための書なのです。

自分の体と歯の健康を自分自身の手で守る……なんとおいしい、なんと贅沢なことでしょう！　そうは思いませんか？（歯周病については後ほどまた触れたいと思います）

ヒーリングはまだ法的にも社会的にも認められていないかも知れませんが、将来は多くの人の役に立てる貢献度の高い分野に発展していくのではないかと思っています。

そのことを知らないで、あるいは知らされても続けようとしないために、なんて損な人生を人々は送っていることでしょう。

現代人の悩み

いくらレイキのエネルギー伝授を受けても、いくら気功の技術に熟達しても宇宙の高次のエネルギーである清浄なエネルギーを得るためには、自身の心を成長させることで心の清浄化をはかることがなにより大切であるということは前にも述べた通りです。

確かに現実の人間社会ではある程度お金がないと生活するのは極めて困難な状況にあります。それは都会でも農村でもあるいは離島でも変わりありません。しかし、生活を維持していくのに必要なだけのお金があればそれでよしとし、それよりもさらに多くのものを望もうとすると、逆に心の成長はあまり望めなくなり、邪な負のエネルギーが心を満たすようになって、人としての魂の品格を下げることにもなりかねません。反対に人を幸せにしたいとか、人を愛する（異性を愛することも含め）とか、人の役に立ちたいとか、社会のために貢献したいとかいった高貴な志は人の魂の徳性を高め、品格（霊格）をどんどん高めてゆきます。

ただし愛情については独占欲が強すぎると、それも心のポジティブなエネルギーの低下につながります。

要するに人はこの世で生きてゆく上で、「ボロは着てても心は錦」的な魂の尊厳といったものがある程度必要だということなのです。

金銭欲、出世欲、独占欲、支配欲、性欲など、人間には生きていく上で最低限の欲以外に多くの欲がありますが、いずれも度が過ぎると心（魂）の品格を下げることになります。

自然体で心清らかにして、素な生活ができれば、本来そのような沢山の欲は必要のないものですが、現実のさまざまな問題に直面すると、なかなかそうも言っていられないのが実情でしょうか？　しかし、ささやかながら、その誘惑に打ち勝とうと努力することも少なからず必要であろうかと思うのです。今の現代人に果たしてそのような生き方ができるかどうかですが、もし、できないとなると、近い将来人類は大きな禍根を残すことになるでしょう。その日はもうすぐそこまで迫ってきているのです。

心の癒し

いかに体が健康でも心の不調和があれば真の健康とはいえません。

一般的に人は内的、外的なストレスを連続的に長く受けたり、あるいはまた極度に強く受けたりした場合、心因性のストレス障害を引き起こしやすい。よほど神経の図太いタフな人でない限り誰でもその可能性はあるのです。

そしてそのストレス障害が亢じると、心身症や躁鬱症、登校・出社拒否、対面恐怖症、引きこもりなどのさまざまな心的障害を引き起こしたり、また胃腸などの内臓への障害やひいては全身的な不調和をきたす原因ともなります。

さらにそれが発展して自閉症や人格障害にまですすんでしまう危険性すらあります。

しかしながら、大抵の人は心身に多少の不調和を感じていても、そのうちに治るだろうと、そのまま放置しておくことが多いようです。

自分では治す術は知らないし、他人にも相談できない。あるいはまた、どうにもならない社会環境すらあります。

医者に通うのもめんどうだと思ったり、また、医者にかよっても安定剤などを処方されそのまま放置されることも多いと聞きます。本人も医者もそれで治るだろうと安易に考える。ストレスの恐ろしさを知らないのです。

ストレスは物理的にも精神的にも短期ではあまり影響を及ぼさなくても、長期にわたって受け続けると、肉体も精神もボロボロにしていく恐ろしい破壊力を持っていることに気づかないのです。薬を飲んでも一時的に改善するだけで治ったことにはなりません

したがって、こういったときにまずやるべきことは、原因となるストレスを排除することが最も重要なことなのです。

もしそれが困難で、どうしてもできそうもないときは、ヒーリングを一度試してみることです。ダメでもともとなのですから、まずやってみることです。

なにごともやってみること。やってみないことには、そこから先は何も生まれてこないのです。

一週間にたった一日だけでもいいですから、静かに、心落ち着けて自分というものを見つめ直す時間を作ってあげること、そしてヒーリングの手法を修得してその時間に応用してみるのです。そのためには、完全に気分転換を図る必要があります。

その日までの自分の身の回りの悪環境やストレスからシャットアウトするのです。それは決して現実逃避なんかではありません。人生の真実を悟るためです。

そのために、頭のなかを真っ白にして、宇宙の声、真実の声、自分自身の心の奥底の叫びを聞くのです。自分は何者なのか悟るのです。

いつまでも人のせいにしていても始まりません。すべてを変える必要はないですが、ときどきは自分自身が変わる必要もあるのです。思い込み、固定観念、そして邪念、怒りを捨て、心を宇宙に解き放してみるのです。何かが変わるはずです。

ヒーリングはそういった素晴らしい力を秘めているのです。それを知ることだけでも有意義な人生だと言えるのではないでしょうか。

人生の目的

人間界においては、もともと人の現世での生きる目的というか、役割というのは、この悟りにいかに早く到達するかということにあります。

たいていの人は現世で生きるだけでは悟りきれませんから、あの世（霊界）へいったん戻って、更なる履修のために再びこの世に差し戻されるのです。それを繰り返すことでやっと悟りの境地に到達できるというものです。

人は前世の因縁（カルマ）を背負ってこの世に生まれ、そして、生きています。早く亡くなる人、長生きする人、それぞれそれもカルマの枠組みのなかに組み込まれているのです。それを宿命と言っています。ただその霊魂の長いカルマの人生の流れを変えることはできるのです。

そのためには、現世での生き方が大きく影響を及ぼします。

人は、自分が何のためにこの世に生まれ、何のために生きているのかといった、自己の存在に対して大きく悩むときがあります。しかし、それも一時ですぐに俗物的な世間の仕組みに流され、その流れのなかにどっぷりと身を任せることになります。

皆それぞれが生きる過程でなんらかの目的を持つようになるからです。

会社に勤めれば出世のため、企業を興せば会社のため、結婚して子どもができれば家庭を守るため、お金が欲しければお金のため……などなど。人生の目的は大きく広がっていくのです。……と人はあたかもそれが人生の真の目的だと思ってしまう。

自分はそのために生きているのだと思い込み、周りの人にもそれを納得させようとします。間違いではないのでしょうが、真の人生からみれば、それは錯覚にすぎない。

人生の本当の目的は、過去、現在、未来と続く悪いカルマの流れを断ち切り、良いカルマの流れ、つまり善の流れに変えることで自己の霊格を高めていくことになるのです。

古代インドにおいて輪廻転生という思想が生まれ、現在でもそれを認めている宗教は多い。日本には仏教の伝来とともに伝えられ今日に至っています。

仏教ではこの思想は現世を人間の魂の修行の場として捉え、魂を限りなく清浄な無私無欲の心にすることを真の目的としたものです。

それ故、現世での修行が足りなければ、何度でもこの世に生まれ変わることが宿命づけられているとされます。そして倫理的実践などを経て心の成長が完了すると、初めて生きる――死ぬ――生きるといった繰り返しの輪廻の世界から解放され、魂の世界でさらに徳性を高めていくのです。これが所謂悟りの境地なのです。過去世でも、現世でも、来世でも悟りの境地は共通項であり、価値観は一貫しています。そしてこの悟るということを解脱といい、この境地に達して初めて人間としての霊魂というレベルを超越して菩薩や如来のエネルギーレベルの霊魂の世界に昇華することができるとされます。

それは迷いのない安らぎのある静かで至福の境地なのです。

古来よりこの境地を目指した聖人は多い。最も代表的なのは釈尊、孔子、マホメット、空海、などがそうであり、キリストもまたそうなのでしょう。

空海は私利私欲を捨て、人々や社会に貢献するとともに、自己の仏性に目覚めて魂を研鑽することを本当の意味での人生の目的であると説いています。そして誰でも現世において悟りをひらける資質と権利を持っていると言っています。

これこそ真言密教の奥義であり、一般の人にとっては誠に耳の痛い話ではないかと思います。

こうして考えてくると気功やレイキを修練してマスターしていくことと人生の真の目的を悟ることとは同義語であるという、一本の線で結ばれていることになるのです。

気功やレイキの修行……これもまた、人生のカルマにかかわるもののひとつと考えられはしないでしょうか？　修行を積み重ねながら、徐々にその価値を見いだし、レベルを上げていく過程が大切なのであり、また、楽しみでもあるのだと思います。

現在の世のなかはややともすると、安直な方向へ流されようとする傾向にあります。

そんななかで自分らしさを見失わずに生きていくということは、並大抵のことではできないと思いますが、それにあえて対抗し自分自身の真価を見いだすことは人生において非常に勇気のいることでありまた、価値のあることではないかと思います。

心の徳性

さて、徳の積み重ねがより高次元のオーラを発すると言いましたが、ではその仕組みは一体どうなっているのでしょう。

人の世界に限って言えば、人間の世界には大きく分けて二つの世界があります。

一つは現世である三次元の世界、もう一つは霊的な世界である異次元の世界（霊界）でそれは五次元または六次元以上の高次の世界ではないかと言われています。次元が高くなればなるほど、高レベルの波動エネルギーになっていくのです。霊的な世界とは言うまでもなくあの世の世界のことです。

現実の世界と霊的な世界（今後は霊界といいます）とはすぐ近くにあり、実際は表と裏の世界なのです。ちょうど硬貨の裏表の関係のようなものといったらよいでしょうか。

次元が違うから見えないだけの話なのです。そんなこと私は信じないという方はこの項は読み飛ばして下さって結構です。いくら否定しようが、しまいが存在するものは存在するのだし、ヒーリングの効果は、信じる人も信じない人も例外なくあるからです。

また、そういうふうに考えていかないとオーラの存在、気の存在、ヒーリングの効果、宇宙の波動エネルギーの存在、悟りの問題、死後の生命エネルギー（魂）の存在やその行方、また、これらが関連した見えざる糸に繋がれた複雑なからくりや現象そのものが説明つかなくなってしまうのです。

心の徳性について、もう少し詳しく説明しましょう。

心の徳性、つまり魂の品格を語るにはカルマ抜きでは語れません。カルマとは前に述べた通り宿業、つまり前世からの因縁です。

人の一生というものの本当の意味は、このカルマを減らすことにあるのです。

善行（人的、社会的貢献）を施すことによって徳を高め、自己の魂を高レベルのものに高めることによって、自己の仏性を知り、初めて悟りを開くことができるのです。

その悟りは、この世で生きながらにしてその境地に至る人もいれば、霊界にいってもできない人もいます。もちろん大多数の人は現世で悟りきれない人ばかりで、いったんあの世へ行ってから、再びこの世の世界に差し戻されてくるのです。例えば、ここで仮にあの世つまり霊界があると仮定しましょう。（特に信じない人のために）霊界へはこの世のものは何一つもっていくことはできません。そこは魂、つまり心の意識のエネルギー言い換えると光の波動エネルギーだけの世界だからです。さて今、現世であるこの世は外見、金、地位、物、便利、お手軽などといったものにすべての価値を見いだそうとしています。そしてそれらをすべて得ることが人間の幸福だと思っています。

しかしそれらを得ようとするには常に邪な意識がつきまとっています。

なぜなら人を押しのけてでもそれらを得ようとする人間もいるからです。果てしなく続くウソ、裏切り、偽装、暴力、汚染、戦争、テロ……これらは誰しもこころの奥底では本能的に人間のすべきことではない、間違っているという認識があるはずです。

しかし現実はどうでしょう? いかにも目を覆いたくなるような有様ではないですか。すべては錯覚のなせる業です。それらを手にすることで幸せになれると錯覚しているにすぎないのです。あるのは現実だけで死んでしまえば何もないといった考え方の人にとっては、こういった価値観は一見成り立つかも知れません。お金もうけして贅沢に一生を暮らしたい、それが幸せだと。しかしそのような人たちは気が付いていないかも知れませんが、その価値観は少なくとも、この世だけのものなのです。なぜなら霊界へは何も持っていけないからです。最初に霊界はあると仮定していますから、そうすると、果たしてこのような人生が本当に幸せだったといえるでしょうか? 死ぬ瞬間に本当に心が満たされているのでしょうか? 物欲も満たされ、なおかつ精神的なものもすべて完全に満たされてこの世を終える人間なんて本当にいるでしょうか? いや、私はいないと思います。

心の奥底に何か足りないものを渇望しているはずです。

何も持っていけなければ、たとえ死んだらすべて終わりあとは何もないと思っている人でも死の瞬間を迎えたとき、必ず未練が残るはずです。それらの「もの」の行方が気になる訳です。あるいは欲望を追求しようとする人間は留まるところを知らない訳で、決して満足するということはありません。果たしてそれで幸せといえるでしょうか？　死んだ後何も残らなくても自分自身の「もの」に対する未練や執着は不満足として残る訳です。

つまり、満足を追求した結果が不満足の心を残した死を迎えるという、まことに皮肉な事実が残るのです。それで本当に幸せといえるでしょうか？　それを世間では無間地獄というふうに呼んでいます。本当の意味を知らずにこの言葉を使っているのでしょう。

これをにっちもさっちもいかない状態といいます。

ここに霊界の存在たるゆえんがあると思うのです。

私たちは人生においていろいろ楽しいことや苦しいことに出会いますが、楽しいことはむしろ少なくて苦しいことの方が多いと思います。そして、苦しいことはあまりよく覚えていないが、楽しいことはまざまざと思い出せると人は言います。都合の悪いことは皆忘れてしまうのです。それはなぜか？　苦しいことや、都合の悪いことをいつまでも引きずっていては、ストレス（ネガティブなエネルギー）を体に蓄積させることになるからです。

人生の真の目的はそういった苦しいことを一つ一つ努力して克服していって、自分の心の魂を少しずつ純化し昇華していくことで最終的な心の徳性を完成させることにあります。

その完成度が高ければ高いほど、魂は高次元のエネルギー体になることができます。それ故、気功にしてもレイキにしても清浄な高レベルの宇宙エネルギーとコンタクトするにはまず、心の浄化つまり徳性を磨き上げるといった心の修行がなによりも大切になってくるということはもうおわかりであろうと思います。

したがってヒーリングに関していえば、心の浄化のレベルが高くないとより施療効果のある高次元の波動エネルギーを身につけることはできない訳です。

心の徳性の完成が近づけば近づくほど、霊格（心の霊性）は高まり体の回りをとりまくオーラは限りなくまばゆいばかりに光り輝く白色になります。

当然、宇宙から得られる波動エネルギーも白色ということになるのです。

白色は光のスペクトルで七色に分光される前の完成した光の色であることからもうなづける道理であります。

つまり、あの世の世界はまことに理にかなった理路整然とした世界であるということがこれで判ると思います。人というより人の魂の一生はこの完成された光り輝く白色光と同調し同化することこそが最終目標ではないかと考えるのです。

ですから、人は魂の完成のためには何回でもこの世に生まれ変わる必要というか、宿命があるのです。

しかし一体誰がなぜこのような複雑でややこしい仕組みを考え、実行に移したのか、はわかりません。たいていの人は神や仏の大いなる意志によるものとみているだろうし、またそういった宇宙の絶対的な存在を設定しないと解決すら難しくなるので、まことに都合良く決めつけてしまった訳です。

つまり、科学万能の時代だなどと人間は大変奢った態度で生きていますが、肝心なことはまるで判っていないで適当にはぐらかしているといった、まことにご都合主義な社会を形成しているのだということがよくわかるのではないでしょうか。

しかし、はっきりしていることは、宇宙のすべてのものは波動エネルギーでできていること、そしてそのエネルギーは不思議な癒しの力を持っていることです。

生あるものは必ず死を迎えます。人とて例外ではありません。人はなんのために生きるのか、とか自分は一体何なのかなどと考えるより、自分自身が死を迎えたとき、後悔のない、思い残すことのない静かで謙虚な満ち足りた心でその瞬間を受け入れられるよう、一日一日を大切に生きることこそ真の意味で意義ある人生となると私は信じています。

そしてその死を迎えるにあたって穏やかで苦しみのない心と肉体でいられるよう手助けしてくれるのが気の力、ヒーリングの力だと思っています。

とくに、死に際しては誰でも痛みや苦しみがあるのはイヤに決まっています。

それだからこそ、人間は本能的に死はいけないもの、怖いものと思って、避けようとします。しかし、その痛みを伴わず、また、苦しみを少しでも和らげる方法があったとしたら皆さんはぜひそれをやるべきだと思います。それが気なのです。

自分で肉体と心をコントロールできる……これほどすばらしいことはないのではないでしょうか。

人の一生はどこか学生生活に似ています。現世でとりあえず年度のカリキュラムをすべて終え、死を迎えてあの世（霊界）で春休みに入り、ここで次の学年、つまり来世への準備期間を過ごすのです。その期間は普通三〇年前後といわれています。人の心の成長度によって、その期間は違います。もっと長い人もいれば、もっと短い人もいます。徳が高ければ高いほどその間隔は長くなるといわれています。

潜在能力の開発

気功では、その技法を会得するのにそれなりの修練が必要とされますが、レイキでは指導者によって短期間でヒーリング能力が開発されます。これをアチューンメント（エネルギー伝授）といいます。その指導者が高レベルのエネルギーの持ち主ほどその効果は高いとされますが、それは受け手側も同じことがいえます。エネルギーの覚醒は心が清浄であればあるほど、高レベルで早く能力が開発されます。邪気や邪心を持っている人はそれ相応の低いエネルギーにしか呼応しないため、ヒーリング能力の開発が遅く、したがって上達も遅いといえます。

レイキを教えるセミナーによっては簡単にできるということをうたい文句にしているところもあるようですが、そのことだけで安易に飛びつかないほうがよいと思います。

真理を得るにはそれなりに苦労は伴うということです。

ただエネルギーの伝授自体は何も特別なことではなく、その気にさえなれば誰でもコツさえつかめばできることなのです。しかし、それにはまず、心構えの問題があります。

それと根気よく続けてやってみようという素直な気持ちが大切なのです。

高レベルのエネルギーのヒーラーにとってはただヒーリングしているだけで受け手側の能力次第では送り手が特に伝授を意識していなくても自動的にヒーリング能力が開発される場合があります。

救い

欲望や悩みの多い現代人にとって自分でできる唯一の心身の癒し法、治療法として気功やレイキの修得は最も効果的な健康法であるといえます。痛みや病気の症状を改善させる、あるいは緩和させることは、エネルギーの修得法を学んで、そのマニュアル通りに順を追って実践すれば、ある程度はだれにでもできることで、それができること自体は不思議でもなんでもありません。ただ、その効力を少しでも長く持続させたり、さらに治療効果を高めたり、また、難治症例にも対応できるようになったりするのにはより高次の清浄でパワフルな宇宙エネルギーとつながらないとできないということです。

その高次のレベルのエネルギーとの融合をはかるには、何度も言うようですが、心の課題をクリアーして無私無欲のクリーンな心の魂になることがどうしても、必要なのです。

もともと生まれながらにしてそういった能力が備わっている人を除いて、普通は心のあり方が重要視されるのです。言い換えれば何かのきっかけさえあれば、だれでも優れたヒーリング能力をもつことができる可能性を秘めているのです。それが人の一生の永遠のテーマとも重なってくると思います。要は皆さんがどのレベルで満足するかということなのだと思います。

いずれにしても、真理の探究というのは、たとえ、どんなに小さなものでもそんなにかんたんにできるものではないということです。そのことを極めようとするには、求道者達よりも崇高で敬虔な自分に対してもとても厳しい姿勢が必要でしょう。

こういったことは、この世のすべてのものごとにあてはまることなのですが、問題はそのことに気が付くかどうかなのです。自堕落な生活に溺れていたり、あらゆる人間の欲望にとりつかれたりしていれば、清浄な愛のエネルギーである宇宙の波動エネルギーを得ることは困難であるといえます。たとえ指導者に高レベルのエネルギー伝授を受けたとしても、受け手側の人間性や心の成長が未熟であったりすれば、結果は自ずと問われるはずです。

いくら努力して技術的な修練を積み重ねてもいずれは大きな壁に直面することに、イヤというほど気づかされると思います。しかし、その原因にいち早く気づいて自分自身というものを克服できて、心の成長をとげた人は真のヒーラーになることができるに違いありません。考えようによっては、それもまた人生の修行における試練の一つ、あるいは過去から背負ったカルマの摘み取りのうちの一つということが言えるでしょう。

今や、危機的状況にあるこの地球や、人類にとって、気功やレイキが静かなブームを呼びつつあるのは、宇宙の大いなる意志（宇宙の波動エネルギー）――人はそれを神という――の存在によるものであると思います。そしてそれはまさしく神の啓示とも思えるのです。

第5章　高次元の意識の覚醒について

クンダリーニエネルギー

①原始仏教や古代バラモン教では額の中央部を第三の目として捉え、自己の霊的エネルギーが宇宙の高レベルの波動エネルギー（宇宙の本質）と繋がる窓口だとしています。仏教やヒンズー教徒の額の中央のつけぼくろはその第三の目を象徴しているのです。その第三の目が開発され高レベルのエネルギーが極限まで活性化してくると体のなかの気のエネルギー体（幽体）の昇華がおきます。これをクンダリーニ昇華といいます。第三の目が開くときは何らかの好転反応が見られる場合が多いようです。例えば、額がかゆい、目のあたりがかゆくなる、鼻がムズムズする、熱っぽい、くしゃみなどといった諸症状が現れたりします。

②クンダリーニ昇華が起きるとき、人によっては一時的に超能力が開発される場合があります。

予知能力、アカシックレコードを受けるなどです。アカシックレコードとは自身の過去世、来世、現世や宇宙の本質など沢山の情報のことです。
③高次元の光（オーラ）を見る。
・紫から始まり、白色光が最高レベルのエネルギーです。
・修練の積み重ねによって肉眼で見ることも可能になります。
・なかには最初から見える人もいるようです。
・瞑想中に手のひらや額の中央を内視することでより顕著に光をみることができます。

クンダリーニエネルギーとは

クンダリーニとは、古代インドのサンスクリット語で「螺旋状のもの」を意味しています。

この螺旋（構造）というものは、実は宇宙の波動エネルギーの基本構造でもあるのです。

よって気のエネルギーが螺旋状になったものをクンダリーニエネルギーと呼んでいます。

このクンダリーニエネルギーは普段は人体の尾骨の内側あたりで螺旋状になって存在していると言われています。

古代インドの言い伝えによると、人体の尾部に眠れる蛇がいるとされました。

それは強力な生命エネルギーの象徴なのであるが、ほとんどの場合それは眠ったままで一生を過ごすのですが、ときとして何かのきっかけでそれが目覚めると超常的な力を発揮できるようになるとされます。そして現実世界での使命を終え死を迎えるとき、このエネルギーが活性化し、死後の世界（霊界）へと旅立つ準備が整うのです。

肉体から幽体が離脱するときにはかなりのエネルギーが必要とされ、その瞬間にこのクンダリーニエネルギーが活用されるとされています。

何やら、宇宙ロケットの発射の瞬間にイメージが似ていますね。

クンダリーニの覚醒と昇華について

生命エネルギーのなかでも特に強力なクンダリーニエネルギーがある程度まで活性化することをクンダリーニエネルギーの覚醒といい、さらにその活性が極限まで覚醒したときにクンダリーニエネルギー昇華が起きるのです。クンダリーニエネルギーの活動がある一定以上に達すると脳脊髄液が刺激をうけ全身の細胞という細胞、臓器という臓器が、活性化され、ほどよいバランスと調和を促進してくれます。この眠れる、内なる気のエネルギーでもあるクンダリーニエネルギーと宇宙の高次のエネルギーが同調し、一体化すると、優れたヒーリング効果が現れると言われています。

具体的な感覚としては尾骨の内側の部分または、会陰部がまず熱くなったり、あるいは焼け付くような感じになっています。そして、その活力が脊髄を伝わって脳（松果体）を刺激して勃起中枢と射精中枢を興奮させることで快感をおぼえると言うことで理解できるでしょう。したがって性的不能や不感症などといった症状にも効果があるのは、当然のことといえます。

このクンダリーニエネルギーが脊髄液のなかでさらに活性化され極限まで登りつめるとついにクンダリーニ昇華が起き、エネルギーが第三の目から放射されます。ところでクンダリーニエネルギーが活性化するとなぜ気持ちが高揚したり、えもいわれぬ至福感、至高感がえられるのでしょう。

つまり、こういうことなのです。普通人は性行為をすると絶頂感が得られますが、このクンダリーニ覚醒をすることによって、宇宙の高次のエネルギーと合体することで得られる絶頂感や至福感とは実は似たようなものであり、お互いにそれぞれ密接な関係にあるといえます。何も難しく考える必要などないのです。

人間にとって性行為すなわち生殖活動を行うということは、つまるところ気持ちのいいことであるということぐらい、大人なら経験などにより誰でも知っていることですが、生命を授かりこの世に生まれ、生きるためにはこの生殖活動が必要不可欠なのです。

端的に言えば、人間は普通気持ち良くなるからこの性行為（生殖活動）を繰り返す訳でありますが、（もちろんなかには純粋に子孫を残すために行う人もいるでしょうが）仮に、この行為が気持ちよくもなんともなかったとしたら、ただの子孫繁栄のためだけが目的だったとしたら、人々はこれほど性行為というものに執着することはなかったはずです。他の動物と同じように年に一回か二回の繁殖期を迎えるだけで終わっていたと思います。

つまり、性行為――生殖活動――クンダリーニの活性化――人生の悟り――宇宙の真理という構図が浮かび上がってくるのです。これら一連の流れにおける仕組みは、実はこのクンダリーニ覚醒こそが宇宙の生命体のキーワードであり、人間の能力開発の暗証番号というべきものと言えるのです。

しかし、それではなぜ人は性行為の絶頂時にクンダリーニ昇華しないのかといった疑問がわきますが、そもそも人間も人類創世記のころは他の野生動物と同じように、今では不思議と思える超常的な能力、つまりヒーリングをはじめ、予知能力、透視、すぐれた直感力などの能力をある程度もっていたものと思われます。それが、言語の発達や社会構造の複雑化などの理由により長い間に現実の世界に生きるのに不必要なものや、都合の悪いものが削除されていったのではないかという訳です。

ただしその能力は全くなくなった訳ではなく、意識の奥深くに封印されているだけなのです。

したがって性行為を快楽の手段としてしまった以上、性行為を行うたびにクンダリーニ昇華が起きてもらってはエネルギーの消耗が激しくて困る訳でして、また、現実の人間社会においては普通に生きるうえでは、もはや起きる必要性もないため、このような仕組みになっていったものと考えられます。しかし、生命活動の複雑な構図のなかで重要な意味を占める生殖活動と生命の死のうちで、出生と死に際してのみクンダリーニ昇華を残し生殖活動においてはクンダリーニの擬似的活動としてエクスタシーというものを与えられたと考えられます。本物の昇華はもはや必要とされないからです。ほんもののクンダリーニ昇華への憧憬、つまり痕跡とでも言ったらよいのでしょうか、そういう形でのみ普段の生活に残されたものではないでしょうか。

そもそも、性行為のたびに本物のクンダリーニ昇華が起きていてはエネルギーの消耗が激しく、命がいくらあっても足りないんじゃないかと思います。

さらにもう一つの理由として、クンダリーニ昇華というのは体の気のエネルギー（クンダリーニエネルギー）が最高レベルに達して起きるものでそこには、宇宙の根源、宇宙の真理にせまる、とても神聖で崇高な意識が必要になります。

今現代の人々の性行為を尊い神聖なものとしてのみ行っている人がこの世に果たしてどれだけいるでしょうか？　種族保存のための生殖本能は別として、大抵は欲望と快楽の追求のためとして性行為というものを捉えている方が多いのではないかと思われます。生殖活動としての性行為そのものは確かに子孫を得るための神聖な儀式には違いありませんが、同じ行為でもこころのなか、意識のなかでそれをどう捉えるかで意味合いは異なって来るのです。極限のクンダリーニ昇華により高レベルの意識の覚醒がおき、宇宙の真理、宇宙の根源のエネルギーと融合することにより、これまでの人生で知らなかった、非常に沢山の情報や真実を知ることになります。その情報には自分の過去世や、来世、現世の未来、さらには宇宙の仕組みなど膨大な量の情報も含まれます。これをアカシックレコードと言います。そのなかには生きる上で必要なものもあれば、必要のない物もあり、受け手によってては決してプラスにはならない情報もたくさんあるはずです。そういったネガティブな情報に対しては、心の成長が伴っていないと対処しきれないのです。

クンダリーニ昇華とはつまり、宇宙の最高レベルの波動エネルギーと一体化することであり、まさにそれこそ、悟りの境地なのです。

人はそこに至って初めて宇宙の真理、宇宙の実相を知ることになるのです。

それは密教でいう即身成仏の世界であり、生きながらにして真理を悟るという、人々にとってはまさに究極の境地であるとされているのです。

ただ、勘違いしないで頂きたいのはクンダリーニ昇華には無限の段階があるのです。それは心の成長度、つまり心の昇華度によって違ってきます。心の成長が高ければ高いほど、徳が高ければ高いほど、よりいっそうレベルの高い高次のエネルギーと融合できるのです。すなわちそれだけすぐれたヒーリング能力を備えることができるのです。

具体的には低いレベルの昇華ではちょっとヒーリングができるようになったといったレベルから、高いレベルでは医者からも見放された難治症例や不治の病なども対応できるほどのヒーリング能力を身につけたり、あるいは予知能力、霊視、透視、などの優れた超能力や特殊能力が一時的にせよ備わったりするほどの究極レベルの昇華に至るまで本当に沢山のレベルの昇華があるのです。

今の現実の世界はあまりにも欲望邪念が多すぎます。そして人々はそれを飽くことなく追いかけようとします。そういう人たちにはこういったクンダリーニ昇華だとか悟りの境地だとかいったことは無縁でしょう。しかしどんな人でも、死は必ず訪れます。

確かに死ねばわかるには違いないのですが、それはこの世や宇宙の仕組みが全くわかっていない人のセリフです。どうせ死を迎えるなら、できるだけおだやかに、苦しまずに、より満足のいく死を迎えることではないかと思うのです。

そのために人は何をなすべきか？

ヒーリングは人々の潜在能力を引き出し、心身を癒してくれますから間違いなく幸福な死を迎える一助となってくれるはずです。

最近では乱れた昨今の現世の影響を受け、あの世の世界ですら乱れが生じてきているとまでいわれています。現世と霊界は常に呼応しあって存在しています。ですからこのまま現実世界の腐敗が進めば、必ず霊界の正しい秩序が乱れていく元になるのではないかと危惧しています。今現在こそ私たちは改めてこの世の人生を正しく生きる努力をすべきときではないかと思うのです。

クンダリーニ覚醒の兆し

(1)肉体的兆候

・全身がカッとあつくなる
・首や肩が痛くなったり、つまった感じになる
・鼻道が敏感になりくしゃみや鼻水が出やすくなったりする
・のぼせ
・頭の奥が痛い
・下腹部があつい、むずがゆい、または痛くなったりする
・背骨に沿ってエネルギーが走るのが分かる

・背筋があったかくなる、または逆に寒気をおぼえたりする

(2) 精神的兆候

・感情の起伏が激しくなる
・直感力が冴える
・異常行動
・デジャブをよくみる
・チャネリングが起こる（高次エネルギーとのコンタクト）
・自信にあふれる、気がみなぎる

(3) オーラを見る

・はじめは紫
・エネルギーレベルの高い人は白
・頭上が明るくなる

クンダリーニ昇華の兆候

(1) 肉体的兆候

・寝なくても疲れない

・食欲旺盛
・五感が鋭敏になる
・少量の食事で体を維持できる
・精神的、肉体的にとても安定した状態になる
・体重が増える
・若返る、肌にツヤが出る
・精力がとても強くなる
・聡明感が増す

(2) 精神的兆候

・透視
・予知能力
・過去世、来世が見える
・五感以上の潜在的能力が冴える
・他人の思念に影響されなくなる

(3) その他の能力

・草木が元気になる

・病気を治す（ヒーリング）
・切り傷などが早く治る
・願望が叶う
・食べ物、飲み物の味が変わる
・物事の本質がよく理解できる
・至福、至高体験
・人に対して優しくなれる
・怒りを抑えることができるようになる
・こだわりが消え世界観、人生観を見る尺度が大きくなる
・全体の流れがよく見えるようになる
・見えない情報が読みとれるようになる
・リーディング能力が上がる

クンダリーニ昇華によって得られるもの

クンダリーニ昇華が起きることによって内に秘められた潜在能力が開発されやすくなりますが、そのことだけですぐ超常的な能力が備わるわけではありません。

クンダリーニエネルギーのレベルが上がり、最高レベルのクンダリーニ昇華が起きると、気のエネルギーが宇宙の波動エネルギーと同調し一体化します。そこで悟りを開くのですが（至福体験）しかし、これは極めて心の徳性の高い人のみが到達できる境地であり、そのとき超常的な能力が得られることがありますが、その能力は一時的なものであり長く持続するものではありません。エネルギーの低下に伴い数時間か、数日ぐらいで普通はなくなるのです。ただしすべてなくなる訳ではなく一部の能力は日常的に残る場合があります。霊的な現象、つまり霊を見たり、何もいないのに声や音が聞こえたりするといったような具合にです。

潜在能力の代表的なものにヒーリング能力があります。この能力は一度開発されれば永久的に失われることはありません。ヒーリングをする機会が増えれば増えるほど、能力はレベルアップしていきますが、残念ながら心の成長が伴わないとそれも限界があるのです。何度も言いますように宇宙のエネルギーのレベル自体がその人が持っているエネルギーのレベルしか反応しないからなのです。

ですから、よりヒーリング能力の高い宇宙の高次の波動エネルギーと融合させたいと願うなら、ぜひ自らの心の修行を積んでいって下さい。怒らず、驕らず、欲張らず、素直で謙虚な気持ちで自然体で生きるということですが、なかなか普通の人には難しいようですね。いくらエネルギー伝授を受けてヒーリング能力が開発されたとしても、その人の心の徳性までも開発される訳ではありません。心の成長は自分自身の意志で行うべきもので、人から強制されて行うことではありません。もしエネルギー伝授されクンダリーニ昇華が起きて悟りを得たと思ったとしても、人格的に（霊格的に）成長していなければその悟りは真の悟りと言えるものではなく、いわばみせかけの悟りにすぎません。それらは思いこみの産物、あるいは至福の疑似体験とでもいうべきものでしょう。しかしながら、人を癒したり病気を治すヒーリング能力はある程度誰にでも身につけられるため、何も悲観することはなく、それだけでも人生にとって充分すぎるほどの恩恵が与えられるのです。自信を持って行って下さい。

ただこの素晴らしい力を知ることによって、真に他の人を治してあげたい、社会の役に立ちたいといった気持ちが高まってきたとすれば、やはりそれはあなたの心のあり方をもう一度自身でチェックし直す必要があるのです。

精を放つのは良いか悪いか

結論から言いますと、実際に射精によって精を漏らすことはクンダリーニエネルギーの力を減らすことになります。したがってヒーリング能力を維持するためには、そういった行為はできるだけ控えておいた方が賢明ということです。

もしあなたがどうしても病気を治したいと思っている人がいるとしたら、すこしでも早く治癒して欲しいと願っているとしたら、やはりその間は避けるべきでしょう。効果がなくなるとは言いませんが期待したほどでないと思っていて下さい。

現在でも一部はそうですが、昔の仏教、特に修験道や密教においては仏道の修行中は戒律が極めて厳格で精漏が禁じられました。女人禁制で妻を娶ることをいさめているのも、精を体外へ放出することで尾骨内側にあるクンダリーニエネルギーのレベルが低下すると言われているからです。しかし性そのものの高揚感、至高感は否定していません。もともとクンダリーニの覚醒及び昇華は自性交合による快感と似たようなところがあり、精を漏らさずに深い意識のなかで快感、歓喜、つまりエクスタシーを得ることが最高の教理であると説いています。仏教の歓喜仏は両性具有の双身体ですが、これはこのことを象徴しているものと思われます。この超意識下の感覚を研ぎすますことは、密教の示す「即身成仏」へ至る道の重要な教義であるとされているのです。

第6章　伝統レイキと西洋レイキの違い

さて、レイキには大きく分けて二通りの方法があることはすでに述べた通りですが、ここでこの二つのレイキ法の違い、特にそれぞれのレイキの波動エネルギー修得法についてもう少し詳しく説明してみましょう。

伝統レイキ

これは大正時代に臼井氏が開発した霊気療法を体系化し、その技法をできるだけ正確に後世に伝えようとするものです。その技法は単なる形式として捉えるのではなく心を磨き、人としての徳を高める求道者のような姿勢を思わせる格調の高い、厳粛なものとなっています。その研修方法は初伝、奥伝、神秘伝の三段階から成り立っています。

（1）初伝

①発霊法

心の徳性を磨き、自己の魂を浄化させ、霊格を高める。

②エネルギー伝授（アチューンメント）

霊気法の基本を指導者により伝授される。これにより霊気を感じることができるようになりエネルギーパワーが増してヒーリングもできるようになる。

伝授は受け手の霊的な能力に応じて何回かに分けて行う。

③自己研鑽

心の成長に努力する。

無理をしないで心を素直に持ち、より自然体で生きられるようになるのが最もよい姿といえます。

（2）奥伝

①病腺霊感法

病原より発するネガティブなエネルギーを手指の感覚で微妙なひびきとして感知することができるようになること、また、病状の程度や治療の期間もおおよその検討がつくようになるとされる。

②霊示

体の悪いところに意識しなくても自然に手がいき、ヒーリングを行えるようになること。

③自己研鑽によりさらにパワーを高める

（３）神秘伝

これはもはや技術的なレベルではなく心の成長度の高さの到達点の問題であります。奥伝を許された人のなかでもさらに心が磨かれ魂の浄化が完成された人、つまりこの世での悟りを開いた人にだけ印可を許されるものであります。

ここで悟りとは、二つの意味があります。一つは霊気法の究極の目的に精通し、また、技術的にも奥義の最高レベルを極めること。もう一つは仏教とくに密教の教える「即身成仏」の域に達することです。

即身成仏とは生きながらにして悟りを開き、自己の心の魂である気のエネルギー（クンダリーニエネルギー）が宇宙の根源である高次元の波動エネルギーと融合し一体化することにあります。これは、孤独で厳しい瞑想修行において精神と肉体を極限状態にまでもっていくことで初めて感受されるものといわれています。その精神のレベルはすでに現実世界に生きる人のものではなく如来や菩薩などの仏の精神世界のレベルに達していることになるのです。無私、無欲、無我そして自己犠牲の境地なのです。

西洋レイキ

西洋レイキの研修法はレベル1からレベル4に分けられます。この技法は日本→ハワイ→欧米→日本へと逆輸入したものではないかとされています。

レイキの歴史をひもといてみますと、日本の古武道的で厳格な伝統レイキが西洋の国々をめぐる間に徐々に白人らしい合理主義に感化され、誰でも受け入れやすいように門戸を大きく開放して、お手軽に修得できる技法として再び日本に再上陸を果たしたというものです。短期間に養成する講座を開設しているところも多いようですが、正しく伝えられているかどうか、それは分かりません。

レベル1

①レイキ法のスタンダードを伝授（アチューンメント）

これは指導者（レイキティーチァー）によって行われ、レイキを即座に感受できるようにするものです。しかしこれはエネルギーの送り手（指導者）のエネルギーの質のよしあしが大きく影響します。すべての人が同じ質のエネルギーを持っている訳ではないのです。もっともそれは、受け手側にも同じことが言えます。人による能力の開発には限度があり、能力伝授を足がかりとして更なる能力開発を目指すには、自分自身の心の資質を修行する必要があるのです。決して技術的なことではありません。

そこのところを勘違いしないようにしないと、ヒーリングの上達は望めないのです。

②ヒーリングの基本ポジション

人のヒーリングする場所を大きく、頭、体の全面、体の後面の三つに分け、さらにそれぞれをまた三つの部分に分けることで、全部で一二のポジションを順番にヒーリングしていきます。練達してくると体の病的なところとか、悪いところなどが指先で感知できるようになります。

レベル2

①シンボルとマントラを応用したヒーリングの仕方を学びます

これはシンボライズドヒーリングと呼ばれています。概ね三種類のシンボルを使います。シンボルは記号や文字などの形で、一方マントラは言葉、発音を表します。（言霊）気のエネルギー（波動エネルギー）には振動数があるため、とくにマントラにはその語韻がひびき合うとされ、数あるマントラのなかでもとくに響き合うものを選んだのではないかと思われます。

現代人はとかく、形式から入りやすい傾向があるため、こういった象徴みたいなものを使って条件設定を行いよりスムーズに宇宙のエネルギーにコンタクトできるようにしたものでしょう。その方が具体性があって分かりやすく、また暗示的な部分もあってよりいっそうレイキを応用しやすくしているのではないかと思います。

このように西洋レイキでは、シンボルやマントラを絶対視している傾向が強いようですが、ある程度レイキをマスターしてくると使っても使わなくても同じようにエネルギーを応用できることに気づきます。ですから、レイキヒーリングを行うにはどうしても必要不可欠なものではないと思っていますが、特に初期の段階でより早く、よりスムーズに宇宙の波動エネルギーにコンタクトできる方法として用いるには有効な方法であるということが言えるでしょう。また、暗示的な要素が強いから、全然知らない図形を示して、これが効果のあるシンボルだと思わせればその通りに効果が出てしまうのです。

ここではその種類や使い方については省略致します。

②遠隔ヒーリングについて

この技法は相手がそばにいなくても、あるいはまた遠く離れていても、ヒーリングの効果が得られるとされる技法です。基本的には相手の姿形、名前、できれば生年月日も知っている必要があります。性格までわかっていればもっと良いと思います。

また、写真を見ながらヒーリングを行ってもよいです。

手順

a）まず自分自身をオーラ（エネルギー）浄化法で浄化する
b）次に宇宙のエネルギーにチャネリング（同調する）
c）相手の姿を思い浮かべてシンボルを送る、とくに額のチャクラ（第三の目）の部分がよい
d）相手をオーラ浄化する
e）あとは直接ヒーリング法と同じ要領でイメージでもって、相手にレイキエネルギーを送る
f）最後に自分と相手を霊気シャワーによってオーラ浄化する

③過去や未来における自分や相手に対するヒーリングの仕方を学ぶ
④物や植物に対するヒーリングの仕方を学ぶ（お祓いの意味で）

レベル3

レイキ修得法の最終段階です。

主としてマスターシンボルを活用することでレイキ法の最高レベルのエネルギーを受ける

ことができるとされています。この段階ではもう技術的なものではなく心の魂の霊的な昇華を必要とされます。もともと心の徳性の優れた人だけが到達できる領域であったものを西洋レイキによってかなりレベルダウンしある程度門戸を開放しているようですが、やはり個々の資質の低下は避けられないことでしょう。

レベル4

これまでの1、2、3のレベルを集大成し、レイキ法を世間に広める役割を担う指導者を養成するコースです。

以上はあくまで東西レイキの一般的な見解であり、それぞれに展開しているレイキグループのヒーリング講座には、独自の判断でセミナーを開設しいろいろな考えやレベルの設定を設けているところもあるようです。いずれにしてもレイキを志す人のなかで、更なる上を目指している人にとっては、霊格的にも資質的にも、また技術的にも優れた指導者に出会うことが上達の近道であることは当然のことと言えます。

以上のことからわかるように、西洋レイキは伝統レイキのようなとっつきにくさは少なく誰にでも受け入れやすいように広く門戸を開放し、よりいっそうの大衆化を目指した合理性、簡易性に大きな特徴があると言えます。しかしその簡便性があだとなって利にさとい人たちによっては本来の目的から大きく逸脱し、利益追求の道具として利用される場合もないとはいえません。皆さん自身の慎重な対応が望まれると思われます。

第7章　現在の医療とヒーリング……ホリスティック医療

西洋医学と東洋医学の違いについて

(1) 西洋医学

内科的療法

これは主として薬による対症療法を中心として発達してきた治療法であり、西洋的合理主義に基づいた局所または全身の炎症や痛み、不調和などの治癒または改善、あるいは神経の過剰な興奮を抑えたり逆に興奮を促進させたりすることを目的とすることで発達してきた医学といえます。ですから、治療効果に関しては優れており、即効性があるのが特徴といえます。

近年、薬物の合成技術の発達により各種抗菌剤、抗生剤、抗ウィルス剤、ステロイド、抗ガン剤、循環器系や免疫系などの沢山のすぐれた薬剤が出現し、今日の医学の繁栄をもたらしました。特に抗菌剤、抗生剤などの発達は著しく、もはや細菌感染による感染症や感染性疾患は治せないものはないのではないかと思われた時期もありましたが、そう慢心し思い込んだのもつかの間で、最近になって細菌やウィルスの猛烈な逆襲が始まったのです。薬剤の乱用により、微生物が自らそれに対抗するように突然変異を起こして、耐性菌、耐性ウィルスに体を改造したものが出現するようになってきたのです。

とくにウィルスに関しては実態がまだ解明されておらず、環境に対して極めて適応性が高く生命力が強いため、ワクチンが効かなくなるように容易に変異したりします。

発ガン性に対する関与なども含め、多くの病原体としてのこのウィルスの存在は不気味で今後人類に大きな驚異となることが予測されます。

さらに薬剤そのものの副作用や、長期乱用により体が傷つけられ薬が受け付けなくなったり、他の病気にかかりやすくなったりしています。あるいはまた、体の組織が変質を起こしたり、薬剤依存症になったりすることが多くなっているようです。

そしてさらに、医療保険制度にも問題があります。合理化や医療の取り締まりの強化のために医療関係者の萎縮を増大させ、人のために役立つといった医療本来の姿をゆがめさせる原因となっています。また、コンピュータ化されたカルテのせいでカルテ作成に時間を取られるあまり、一人あたりの診療時間がとれず、人の体を診ないで病気だけを診ているといった、西洋型合理主義の弱点にさらに拍車をかけています。

現代の医療はまさしくいろいろな問題点が噴出してきているのです。

これらのことは、どうも私は地球が、あるいは宇宙が人間に対して警鐘を鳴らしているように思えてなりません。

外科的療法

これは主に手術による治療といえます。脳、眼、耳鼻咽喉、口腔、胸部、消化器、心臓、泌尿器、整形、形成、リハビリ、再生医療など各外科の専門分野に分かれます。

これらは、近年になって手技、手術法、機械ともに目覚ましい進歩をとげてきました。とくに内視鏡の技術、ファイバースコープなどの発達により、手術範囲を少しでも小さくしてできるだけ体に侵襲や負担を加えないように配慮した方法を開発する動きが目立つようになってきました。また、CTやMRIなどの診断用機器の発達も著しく、以前に比べより迅速でより正確な診断が可能になってきたのです。

しかし、これら医療の高度化にもかかわらず、良質な医療に水を差す動きが出ています。それは、医療事故と訴訟の問題です。長い時間をかけ、こつこつと積み重ねて信頼を得ても、いくら誠心誠意全力を尽くして治療にあたっても、たった一度の悪い結果でそういった評価は一瞬にして瓦解してしまうこともあるのです。それ故、今の医師たちはリスクやきつい労働条件を避けるため、できるだけ訴えられにくいような、できるだけきつくないような診療科目を選択しようとする傾向にあります。さらに田舎をいやがり、都会に執着したりする結果、極端な医師偏在の社会になりつつあります。

女性の医師を含めれば医師の数は決して少ないとはいえないのですが、やはりそういった社会制度、環境整備、法的な矛盾など種々の問題解決ももちろん大切ではあるのですが、それ以前の問題として　人の心の荒廃が今後の医療に悪影響を及ぼして行くのではないかと心配しているのです。

放射線治療

これは主としてガンに対する治療法ですが、これだけを単独で使用して治療することはまれで、あくまで薬物や外科手術との併用という形で使われることが多い。

(2) 東洋医学

これはほとんど大陸（中国）から伝わったものが多く、漢方、針灸、整体、指圧、そして気功などである。漢方の特徴として不調を訴える局所だけでなく、全身的に体をみて悪いところを探っていくといった治療の仕方が多い。したがって、その人の体質の特徴と傾向、性格など、体の特性をみながら薬を選んだり、その量を調合したりして、治療を進めていくのです。いわば病気を治すというよりその人の体に最も合った治療法を見つけ出し、治療を進めていくのです。

漢方は生薬の調合剤を主に用い、概して即効性は期待できず、どちらかというと緩慢な効果のあるものが多いため、根気との戦いとなります。気功や針灸などは即効性を期待できるが、持続効果に限界があるため継続して治療をうけることが大切です。

(3) ホリスティック医療

現在の西洋医学中心の医療に、漢方、針灸、などの東洋医学や気功やレイキなど気を応用したヒーリングなどのエネルギー療法などを加え、より患者側に立って医学全体を見渡せる体制づくりを目指したことに特徴があり、西洋医学の欠点を補うことを主眼においているということがいえます。

以上、洋の東西を問わず医療というものは一度や二度の治療で病気が完治したり、あるいは長時間にわたり持続効果があるのはほとんどないため、根気よく続けて治療をうけなければいけません。その治療期間を少しでも短くしたり、症状を和らげたりするために治療効果を促進させようとしたのが東西医学の融合であり、さらに気功やレイキなどのヒーリングを加えた医療をホリスティック医療といいます。

とくにヒーリングについては他人に施療するにはある程度修練が必要であるし、また、法的にも制約があるため、行う機会はそう多くはないと思いますが、少なくとも自分自身の健康維持や体質改善、免疫力を高め、病気にかかりにくくしたり、病気そのものを治したりするといったことのためには、大変有効な治療法、予防法であるため、皆さんにもぜひ覚えてもらえるといいと思います。何より、痛みのコントロールができるようになることは、これからの人生にとって非常に役立つことになるのではないでしょうか？　それだけのためでも覚える価値は十二分にあると思っています。

第8章　霊魂による干渉

霊障とは

霊的な障害のことで、人や霊魂の強い怨念や凶悪な霊魂、あるいは病気などによる強いネガティブなエネルギーなどによって人の幽体を傷つけ、体の不調和を訴えたり、病気になったりすることをいうもので、ヒーリングする相手の選択を間違えたりした場合、ヒーリングの手法が正しくないと起きることがあります。

具体的にはいろいろな種類がありますが、大きく分けると次の二つがあります。

1）死霊によるもの

浮遊霊や地縛霊などにとりつかれたり憑依されたりすること、あるいは先祖などに悪影響を受けること。

・何度もデジャブを見る

・いろいろなことが複数、符号が合うように偶然のごとく重なっている
　または起こる（過去及現世）

・どこも悪くないと思うのに体の調子が良くない、不調を訴える

・前世からのカルマによる障害

2）生霊によるもの

現在生きている人の強い怨念あるいは、病気などによる強いネガティブエネルギーにより霊障が起きたりします。人に恨みをかうことで強い怨念が生じ幽体が知らない間に傷つけられます。長期にわたれば症状はさらに重くなります。

嫌いな人、敵対する人、恨みに思っている人などに対し災いが起きることを強く願ったりすることで、障害を起こします。

こういったことは短期間では起こらなくても長期にわたって念じ続けると、霊障となって体に不調和をきたしたり、災いを起こしたりすることがあります。

やはり、人間関係、社会環境などが原因となっている場合が多いが、自分の意識の知らないところで恨みをかったりすることもあるため、そういった場合最も有効な解決手段であるお互いの感情の融和をはかることは非常に困難になってきます。

また、ヒーリング相手が持っている強いネガティブなエネルギーによっても干渉を受け、自身の幽体を傷つけられたりすることもあります。

いずれにしても霊障というのはなにも、特別な人だけが受けるものではなく誰にでも起こる可能性があるのです。しかし「あの人は霊を受けやすい」などといった表現もあるように霊魂（幽体）のエネルギーレベルでそういったネガティブな低級エネルギーの波長と同調しやすいというような素因はあるかもしれません。また、霊に憑依されるなどと言った言葉もよく使われますが、これについては、実際には外の霊魂が人の体のなかに入り込んで幽体を支配することはあまりなく、多くはその人の周りにまとわりついて幽体にわるさをして傷つけているものと思われます。

よほど強力なエネルギーを持った霊魂でもない限り、人の体のなかに自在に入り込んだり、また、抜け出すことはそれほどかんたんなことではないはずです。なぜなら、人は死を迎えたとき最後の力を振り絞ってとっておきの生命エネルギーであるクンダリーニエネルギーを使って幽体離脱を行い、長い間お世話になった自分の肉体と別れを告げるのですから。それを行うにはかなりのエネルギーが必要なはずです。あたかも宇宙ロケットが地上から発射されるときのようにです。

ですから、霊による霊障というのは、人の守護霊や背後霊と幽体との間に割り込んでその幽体に悪さをしたり、傷つけたりすることが多いと考えられます。

当然、守護霊が高レベルのエネルギー体で、悪さをする霊よりも力が勝っていれば何も起こらないのですが、その逆の場合に霊障という現象が起きたりするのです。

また、幽体自体が弱っていたりエネルギーが低レベルであっても、やはり同じように霊障が起きて体の不調和を訴えたりするのです。

除霊とは

これは人の幽体にとりついたり、憑依したりしている霊や怨念を排除する霊術のことをいいますが、まず、体の不調和やいろいろな災いが起きたりする原因が本当に霊障によるものかどうかを見極める必要があります。これは普通は霊視によって判定するのですが、実際にはとても難しいことで、たとえ有能な霊能者といえどすべてを正しく見極めることは容易なことではありません。ここで誤解されては困るのですが、ヒーリングを行うヒーラーと霊術家や霊能者とを混同してはいけないということです。しかしながらヒーリング能力を極めてくると自ずと除霊能力が備わってくるということも事実ではありますが、ヒーリングを行う目的は明らかに体を心身ともに癒すことにあるということをご理解していただきたいと思います。もちろん、自分の潜在能力を開発し霊格を高めることによって霊障を受けにくくなるような体になるのが最もよいのはいうまでもありません。

除霊の方法には次の二通りの方法があります。

傷ついた幽体を修復する

①気功やレイキなどのヒーリングを行う
②霊能者または霊術家にやってもらう
③自己浄化を行う（自己ヒーリング）
　エネルギー浄化法を応用する

霊障の原因を取り除く

①死霊の場合

・「傷ついた幽体を修復する」の方法を用いたりして原因となる霊魂の浄化を行う
・ねんごろに霊の供養を行う、ただ無事にあの世に成仏することを祈る
・霊に必要以上に同情したり、執着したりしないこと
・徹底的に無視したり、無関心を装うのもひとつの手

もともと浮遊霊や地縛霊などの霊は現世と霊界の間の異次元空間に取り残され、そこから抜け出せないでいるものが多いといえます。

その原因の多くは、自分が死んだという事実を認めたくなくて、いつまでも現世にしがみついていたいと思うものや、あるいは霊的徳性が低いために否応なくそこに留めさせ

られているものもあるようです。あの世に成仏できないでいる彼らを、清らかな霊魂の世界へ成仏させることができれば、彼らにとって何よりの供養であり、功徳にもなるのです。決して不遇な境遇を悲しんだり、同情したり、嘆いたりしてはいけないのです。また、逆に怒ってもいけません。

霊はそこに発生したネガティブなエネルギー目がけてつけ込んでくるのです。常に毅然とした態度で心を強く持ち、霊にスキをみせないことです。ただただあの世へ成仏することを願うだけでよいのです。それ以外の余分なことは一切考えないことです。また、徳の高い高次元のエネルギーレベルを持った霊魂に助力を願うなどの意思表示を強く念じるなどの対策を講じるのも一つの手かもしれません。

②生霊の怨念（生きている人間の恨み）

これは生きている人間同士の心の関係を修復する以外方法はありません。考えようによっては死霊の場合よりもたちが悪いといえます。

自分が悪いと思った場合、素直に心から相手に謝ることが大切です。あるいは、これは普通の人にはとても難しいことだと思うのですが、自分は悪くなくても相手を許す寛大な心を持つ心のゆとり、さらに良いのは、世のなかのすべてのことを受け入れ、罪とせず、許すといった、まことに高貴で気高い心の持ち主であることを目指します。

つまり、自らの心の徳性を磨き心清らかになり、何事にもわだかまりのない自然体の姿勢で生きることで、強い怨念や邪気をはね返すことができる高次元の波動エネルギーを身につけることが、最高の対処法であることは言うまでもないことです。これはまさしく仏の究極の姿なのです。密教ではこれを即身成仏といい、人生、というより霊生の最終的な目標到達のレベルとされているのです。現世で生きながらにしてこの域に達することは、普通の人間にとっては並大抵のことではありませんが、例え少しでもこれに近づこうという心の意志は何より尊いものであると考えます。

人の一生は魂の修行の場

人は常に守護霊や指導霊に守られて生きています。

人の魂は輪廻転生によって、この世に何度でも生まれ変わるとされますが、その間ずっと側についているものもあれば、守護霊になったばかりのものもあります。

見たわけでもないのになぜそんなことがわかるのかとか、そんなことは一切信じないなどと言う人もいると思います。しかし、実際に霊が見える人は見えるし、ヒーリングにしても信じる信じないにかかわらず、同じように効果があるのです。

　ではなぜ守護霊がついていて、その人を守っているはずなのに、病気や事故などの悲惨な目に遭うのかということなのですが、それはその人が前世からずっと背負ってきたカルマ（宿業）によるもので、現世ではその人が好むと好まざるとにかかわらずそのような結果になるといった宿命みたいなものがあるからです。それは守護霊にもどうすることもできない霊界の掟みたいなものなのです。

　しかし、ここで知ってもらいたいのは、人の霊魂の生命はなにもこの世だけのものではないのです。生まれ変わることによって、過去、現在、未来と人間の世界が続く限り霊の生命、あるいは霊の世界も続いていくのです。

　したがって霊魂にとっては、背負ったカルマを一つ一つ減らしていくことが、この世での使命であると考えられ、この世での人の一生は楽しむ快楽のためにあるのではなく、実は魂の修行の場として捉えた方がしっくりと理解が得られるのです。

　仮に人の行為（または霊の行為）がこの世で試されていると考えてみて下さい、そうすれば恐らく合点がいくと思います。

　例えば、誘惑……いろいろ沢山この世にはありますね。金、酒、たばこ、セックス、麻薬、美食などなど、数え上げたらきりがありませんが、これらはいわば皆、欲の誘惑ですね。

しかもその内で、人生でどうでも必要不可欠なものは少ないはずです。どうでしょう？　皆さんは、果たしてこの誘惑に打ち勝つことができるでしょうか？　そうです、とても難しいのです。わかってはいるけどやめられないのです、現世で生きるということは、そういった誘惑との妥協の産物なのではないでしょうか。

最初からすべての誘惑に打ち勝つ必要はないのです。また、そんなことをしたら、この世に生まれてきた意味がなくなってしまいます。人生を生きながら、少しずつ煩悩（欲）を減らして行けばよいのです。そして最後に、死に臨むまさにその瞬間にすべての欲、思い入れ、後悔、執着、などの煩悩がなくなり、まことに平和で穏やかな死を迎え入れることができれば、それは霊的な価値、つまり真実の価値観からみれば、究極の悟りになるのです。その霊魂は確実にレベルの高い霊の世界へと導かれることでしょう。

もし、人生の途中でしかも若くして早期にそういった悟りを得た人がいたとしたら、それは仏の世界でいうところの即身成仏の世界であり、もうその人はこの世で生きる必要性はなくなり、また、生まれ変わる必要もなくなるのです。間違いなく霊の世界でも最高位の次元の世界に招かれることでしょう。それは、如来や菩薩の生きる世界に匹敵する尊い世界なのです。

ですから、この世においては心を浄化し、徳性を磨き、カルマを一つずつ摘み取っていくことで魂の品格を上げることが霊格を高めることにもなり、霊格が高まれば高まるほどこの世の生まれ変わりが少なくなって行くとされるのです。

エネルギー浄化の個人差

これはやはり気のエネルギーの送り手側（ヒーラー）と受け手側の霊的な資質の違いによって当然左右されると思って下さい。また、優れたヒーラーであっても、相手の持つネガティブなエネルギーの霊的なパワーが強すぎる場合はなかなか効力を発揮しない場合もあります。つまり霊障がからんでいる場合ですが、そういったことはそうそうあることではないので宇宙の高次のエネルギーときちんとチャネリング（同調）さえできていれば霊障に対する防止効果もあるので、それほど神経質にならなくてもよいと思います。

もし仮にそういったときに遭遇したら、相手の霊障の原因となるものに対し強引に押さえてやろうとか、排除してやろうなどといった気持ちは持たないことです。

相手の力が強ければ、却って逆襲される危険性があるからです。あるいは、また、必要以上に同情などしてはいけません。潔く勇気ある撤退をするか、ひたすら心を空にして邪念」をもたず一貫して無私、無欲、無我の素直な清浄な気持ちで通すことです。

相手の人が大きな病気を患っている場合も同じことがいえます。その人の幽体にはネガティブなエネルギーが存在し、幽体が弱っているのです。自分自身の意念は絶対に強くもってはいけません。より優れたヒーラーかあるいは高次のエネルギー体（霊魂）にすがるのがもっとも良い方法だとされています。

浄化の必要性

人間に限らずすべてのものは外的な宇宙の力に晒されています。ポジティブなエネルギーもあれば、ネガティブなエネルギーもあります。常にベストな日常生活を維持するためには、常に自己浄化が必要なのです。とくに心のあり方が重要で、邪心を持たず、いつも優しい気持ちでゆったりした心構えでいられるように、自然体の自分を確認し維持していくことが必要です。ただ、これを意識しすぎて無理に行おうとすると、そこにすでにネガティブなエネルギーを発生します。意識せず、自然の流れのなかにゆったり身を委ねることができるようになれば、素晴らしいことだと思います。

人間以外へのエネルギー浄化

そもそも宇宙のすべてのものは波動エネルギーでありますから、すべてのものに効果があるといってもよいと思います。人間も動植物も、また、その他の物質もすべて同じ効果があります。動植物については、具体的に状態や症状の改善が認められるため、効果があったかどうか分かりやすいが、物質の方は見た目には分かり難いと思われがちですが、しかし案外そうでもないのです。例えば水や飲み物、砂糖や塩などの味については明らかに味覚の変化が現れるため、やはりなんらかの影響を与えているのだろうということが分かります。そしてものの浄化という視点から見た場合邪気などのネガティブなエネルギーを消したり、物そのものや物が置かれた周りの環境の浄化に役立つ効果があるためにやはりなんらかのエネルギー反応が認められるのです。（お祓い効果）

第9章　間違いだらけの健康法

いつまでも健康的な体を保っていたいというのは誰しも共通する願いでありますが、まず、はっきり言えることは、この世にお手軽な健康法などないということです。あるいはお金さえかければいいというものでもなく、また時間さえかければいいというものでもありません。

食材の安全性、環境の問題、適度な量の嗜好品（酒、たばこ）、適度な運動、生活習慣、ストレス、人間関係などどこのうちのどれをとっても心身の健康維持のためには欠くことのできない一級品の要素ばかりなのです。ですから、現代のような複雑な人間関係の社会では、自分一人だけの力で健康を維持するのはもはや不可能に近いということが言えると思います。

どんなに空気のきれいな山奥へ行っても、どんなにきれいな海のきれいな離島へ行っても、環境問題だけは安全とは言えないのです。地球規模で汚染が進んでいるからです。

しかし、だからといって悲観ばかりしていても始まりません。自分でできる精一杯のことを努力して行うべきだと思います。

できるだけ安全な食材を使い、肉、野菜、魚、ビタミン、ミネラルなどが適度に含まれたバランスの良い食生活。そして適度な運動、正しい生活習慣、及びストレスの少ない環境、さらにきれいな水と空気。健康を保つにはまず、少なくともこれだけのことを守らなければなりません。しかし今、現代においてこれだけのことを守ろうと思ったら並大抵のことではないのですが、このなかでなんとか毎日自分で比較的簡単に対処できそうなものは生活習慣を改善することくらいではないでしょうか？　ところが、このなんとかできそうだと思える生活習慣の改善ですら現代人にはなかなかできないようなのです。実は、この誤った生活習慣こそが成人病と言われる病気の最大の原因になっているということは、多くの人が分かっているにもかかわらず、一向にこの病気が減る気配を見せないのは、いかに毎日の生活においてこの問題に真剣に立ち向かっている人が少ないかといった証明でもあるのです。食生活や適度の運動なども広い意味では生活習慣の一部であるため、これらも入れたら、改善できる一般の人などほとんどいないのじゃないかと言った寂しい結果になってしまうでしょう。しかし、野性の動物たちはいとも簡単にこれらをクリアしているのです。人間による環境破壊や、生息地域の汚染や乱開発により、エサが少なくなって、ガリガリに痩せた動物たちを見たことはありますが、少なくとも人間の手が入っていない自然が豊かな環境のなかで育った動物たちの肥満の姿はみたことがないからです。群れのなかのリーダーにしたって、その巨体は適度にバランスがとれているから、メタボなど無縁に近いでしょう。

つまり動物たちは健康を維持する方法を本能的に知っていて、知らないのは私たち人間だけなのです。あるいは知っていても行動できないのはもっと始末が悪いといえます。しかし、健康になりたい、健康でありたいといった意識だけは誰しも持っているものですから、その弱みにつけこんだメディアのこれでもかと言ったコマーシャル攻勢にいともかんたんに飛びついてしまう。それが多少高かろうが、また、それで健康が「買える」のなら、たいした問題ではないとでも思っているのでしょうか。実は、そのこと自体に大きな問題があるのですが。

やはり、現代人は「かんたん」とか「お手軽」などといった言葉にとても弱いのです。お金さえ払えば、なんでも手に入れることができるとか、効果があるかどうか、あるいは自分が続けられるかどうか分からないものに対し、惜しげもなく大金を投じてしまう姿勢……どうでしょうか? 人は努力するということを忘れてしまったのでしょうか。

目に見えないものや形のないものに対し、努力や苦労をしてでも手に入れなければならないものなど、もはやないとでも思ってしまったのでしょうか? 残念ながら今の世のなかは、すべての価値観がお金と物を基準に成り立っているように思えます。

時間や努力は引き替えにできないが、お金でかんたんにすむことなら多少の犠牲はいとわぬといった姿勢。ここでもお金第一主義といった人間社会の構図がかいま見えます。さらにストレスの解消などと言って、自分を誤魔化して節度なくタバコや酒を飲み続ける姿。

そんなものは単なる依存症か中毒であって現実逃避にすぎません。

また、あまたある健康補助食品（サプリメント）にしても同じことが言えます。それらを長い間飲み（あるいは食べ）続けた結果、健康を維持できたという事実を証明することはとても困難だからです。それぞれ、個人差があるし、体質や性格、生活レベル、生活習慣、ひいては食生活から嗜好品まで異なっていますから、それらと同一規格で長い期間に一つのものを検証しようとしてもどだい無理な話なのです。

ですから、一口に生活習慣の改善と言っても、実際に日常生活で毎日実行しようということになると、大変な努力と根気、そしてなにより持続性が求められるのです。

三日坊主では決してダメなのです。とくにこの持続性というものが現代人にとっては最も苦手とするところではないでしょうか。しかし、体の他の成人病の予防に対しては生活習慣を改善することはなかなか容易なことではないですが、唯一皆さんが毎日行っている習慣で、その方法を改善するだけで、大きな治療及び予防効果がある病気があるのです。

それは歯周病であり虫歯なのです。そしてその予防法とは歯磨きなのです。いえ、正確には正しい「磨き方」といった方がよいと思います。……とこう言うと皆さんは歯の磨き方ぐらい、教えてもらわなくても知っている、とか、磨き方を変えたぐらいで歯周病が治せる？　などと、けげんに思うかも知れませんが、事実は事実なのです。ヒーリングに効果があるのと同じように曲げようのない事実なのですが、いずれにしても、どちらも皆さんがまずやってみなければ始まらないし、当然効果は見られないことだけは、はっきりしています。私はこのヒーリングと正しい歯磨き法を見比べてみて、いかにこの世に生きている皆さんが、真実を知らされないで現実を生きているのか、今、この書を書きながら、イヤというほど思い知らされているのです。

ここまで言いながら、後は説明がないのはやはり不親切のそしりを免れないですから、この歯周病についてはまた後ほど、もう少し詳しく説明していきたいと思っています。

ところで、生活習慣の内で成人病の原因になっているものに、どんなものがあるでしょう。ここでちょっとリストアップしてみましょう。

○悪い生活習慣

・ストレス

・酒・タバコ（依存症、中毒症）

・アンバランスな食生活
・薬の常用（依存症、中毒症）
・運動不足または過度な運動
・睡眠不足
・乱暴な歯磨き
・過度なセックス
・パソコン、ゲームのしすぎ、テレビの見過ぎ
・暗がりで本を読む　または細かい字を読んだり、細かい作業をする
・冷暖房のかけすぎ　または温度調整不足

○生活習慣病
・循環器系疾患
　心臓病、高血圧、梗塞（脳・心筋）、血行障害、血管断裂（脳出血など）、コレステロール
・糖尿病
・肺疾患
・肝臓疾患（肝炎、脂肪肝、肝臓ガン）
・腎疾患（腎炎、腎不全）

・胃腸疾患（胃・腸炎、胃・十二指腸潰瘍、ガンなど）
・食道ガン、食道静脈瘤
・歯周病、虫歯
・肥満（メタボ）
・痔疾患
・視力障害
・クーラー病

歯周病

歯周病は生活習慣病であるということを言われて久しいですが、この病気はまさしく生活習慣病の真骨頂たるゆえんの、これが生活習慣病でなければ、他に何があるかと言うぐらいの、最も「らしい」病気の一つなのです。しかも最近では、他の全身的な慢性疾患の原因にもなりうる怖い病気であることも分かってきました。歯周病菌は感染菌である訳ですから、当然といえば当然でしょうけど……。

しかしながら、この歯周病というものの真実の姿というものは、多くの歯科医を含め一般的にはまだまだ知らされていないと思います。

確かに、毎日生活している中で、間違った習慣を長く続けることによって起きる病気を生活習慣病と定義づけているのですが、この病気に関して言えば、一般の人の認識では毎日、毎食後歯磨きしないと歯垢や歯石がついて、これが虫歯や歯周病、歯肉炎を引き起こすというものだと思うのです。違っているでしょうか？

確かに、それはそれで間違ってはいないのですが、それだけでは当たらずとも遠からず式の解答になってしまいます。なぜなら歯石や歯垢が全然ついていない人でも、ひどい歯周病になっていたりするケースも沢山見られるからです。また、逆に歯石が沢山付いている人でもあまり歯周病が進行してないケースも見られます。これを個人差としてすましてしまうのは早計です。では、一体この事実をどう説明するかということです。

先程の説明ではどうにも説得力に欠けるのです。そうは思いませんか？

では歯周病体質のせい？　確かにそれはあるのですが、それだけではやはり説明不足なのです。もし、それが理由で今現在でも諦めて放置されている人が大勢いるとしたら（現に沢山いるのですが）誠に気の毒としかいいようがありません。

たとえ体質的にハンディを背負っていたとしても、治したい、治してもらいたいと熱望している患者さんに対し、医者の都合で、あるいは治し方を知らないがために放置されているとしたら、私はそれに対してどう答えてよいか分かりません。ここで、私が言う「治るという意味は何ヵ月、何年たっても再発し難いレベルに体を維持できるようにするという意味です。

私はこの歯周病の根治治療法をすでに三〇年前に発見し、治療システムを完成させているのですから。私のところでは、歯周病体質であろうとなかろうと、また年齢がどうであろうと、老若男女の別なくよほど重症でないかぎり、ほとんどすべての患者さんが改善または治癒していくのです。

ただし、私が指導した通りのことを家庭で忠実に実行してもらえた場合に限ってですが。当時からすでに歯周病の治療法としては、一般的には学術的にも、また、社会保険的にもマニュアルや手技だけは確立してはいたのですが、いくら処置しても手術をしても、再発を繰り返していたようです。それは大学病院でも同様でした。処置を終えた時点では歯の周り（歯肉の境目）は当然きれいになっているため、歯肉は改善しているのですが、問題は次のリコールのときまでの間にたいてい再発しているのです。

私はそこに着目したのです。たとえ一時的にせよ、改善したものがどうしてこう、いともかんたんに再発してしまうのか、そこがどうにも疑問だったからです。

いろいろ試行錯誤を繰り返してつきとめた結果、その原因は、なんと『歯磨き』……というより「磨き方」だったのです。しかも「正しい」という条件付きのです。この正しいがないと歯周病は治らないのです。

皆さんは歯磨きというものは歯周病や虫歯になりたくないから毎日行っていると思うのですが、それが逆に悪化させている「張本人」だった訳ですから、皮肉といえば皮肉な結果となってしまったのです。

もともと私は、それまでのブラッシング法に対しては疑問を感じていましたので、自医院を開業すると同時に早速その磨き方の正しさの検証期間に入りました。

とりあえず、一〇年間を目指して追跡調査をしていく予定でしたが、その正しさを証明するのに、さほどの時間は必要としませんでした。指導後一～二週間ぐらいで結果が出てしまったからです。ただし、家庭で正しく指導法を再現してくれた患者さんに限ってですが、それまで通りの磨き方を続けた人はそれ相応の結果しか当然待っていませんでしたので、その効果の違いはもはや歴然としていました。その結果は実に驚くべきものでした。本当の歯周病の処置法はとてもかんたんなものだったのです。

きちんと歯石をとった後、ときには進行した悪い歯肉を掻爬しながら動揺を起こしている歯を連結固定し、歯と歯の間がすいている場合は食片圧入防止のために修復したりして適切な処置を行った後は家庭で毎晩寝る前にこの「正しい磨き方」を忠実に実行してもらうだけで見事に歯周組織が改善していくのです。しかし、残念ながら、歯槽骨というのは、炎症によって一度吸収したら基本的には元通りにはならないため、治療の主眼は、もっぱらそれ以上先への進行を食い止めることに置いていました。

それでも骨植はしっかりしてきましたし、なにより充分咬合機能は回復してきましたから、私はそれだけでもすごいことだと思っています。なぜなら、今でもそうなのですが、その当時はもっと、歯周病は治らない病気、つまり不治の病だと、歯科医を含め誰もがそう思っていた時代だったからです。

それまでの歯磨き法の概念に歯ブラシで歯頸部を強くこすればすり減って楔状欠損を起こすということは、業界では常識的に知られていた訳ですが、歯槽骨まで破壊していくということまでは思い至らなかったようです。一度や二度歯肉をこすったぐらいではびくともしないでしょうが、それを長い期間毎日こすり続けることで物理的な摩擦による歯の摩耗を生じるだけでなく、さらに恐ろしいことに、その摩擦によって引き起こされるストレスが蓄積され歯肉がダメージを受けて歯槽骨の吸収破壊をもたらします。

そしてその損傷を受けた歯肉や溶けた歯槽骨のところへさらに歯石が沈着しやすくなってその歯石や歯垢がさらに歯周組織を破壊していくのです。これが歯周病の真の姿なのです。ですから、人々が予防法と信じて毎日行っている歯磨きが、実は予防法でもなんでもなくて、むしろ破壊行為と言った方がよいような磨き方ということになるのですが、その状況は三〇年前と比べても、少しは改善の兆しはあるとはいうものの、目立った変化や動きはあまりないまま現在に至っているのです。

ひと頃、歯肉はマッサージをした方がいいというので、歯ブラシで歯肉を「ゴシゴシとマッサージ」することを歯医者だけでなく一般の人々の間にもまたたく間に広まった時期もありました。テレビのコマーシャルでこれでもかというぐらいに、歯ブラシメーカーも一緒になって宣伝していました。私はそれを見てわが目を疑いました。

どうしてこんなデタラメなことが世のなかにまかり通るのかと、信じられませんでした。なぜこんなかんたんなことがわからないのだろう？　そんな方法を患者さんに教えて、一週間後にその結果をみれば、すぐ分かることなのにと思ったものでした。

しかし、またこれが世のなかというものだろうといった諦めみたいなものも、私の心のなかに巣くっていたのも事実です。結局、この「正しい歯磨き法」は世間には大きく受け入れられずに今日に至っています。なぜかといいますと、

まず第一に、この磨き方は本人に直接マンツーマンで教えないとなかなか伝えることが難しいということ。

最も重要なポイントは磨くときの力の微妙なコントロールにあるからです。さらに補助的清掃器具、特に歯間ブラシの使い方も絶妙な使い勝手を教え込まなければなりません。

このようなことはテレビやビデオを見ても自分だけでマスターすることはなかなか難しいのです。

第二に一時きちんと行えてもそれを長く持続させることができないということ。長い間培った乱暴な磨き方の「くせ」が次のリコールまでの間にまたぞろ、出てきてしまうからです。そうなったらもう、再発を防ぐことは不可能になってきます。もちろん最初から覚える気のない人は当然論外です。

ですから、当院でも治療成果は二極分化しています。きちんと根気よく続けている人は素晴らしい状態を維持しているし、そうでない人はそれなりの結果が待っているということです。

世のなかには常に「真実」というものが存在します。ですが、その真実に人々がいつ、どこで目を向けるか、あるいはまた、その真実に出会えたらどのように対応するかということが現在、人としての真価を問われているのではないかと思うのです。

世のなかに受け入れられ、常識とされていることが真実とは限らないのです。

大切なのは、そのことが真実であるかどうかを正しく見抜く目を養うことなのです。

自分自身の感性、直感力を研ぎすますことです。素直に感じることです。

そうすれば、物事の本質を素早く理解できるようになり、誤った選択をすることを減らす一助ともなるはずです。この正しい予防法をめんどうくさいととるか、正しいと信じて自分自身のために一生根気良く続けるか、それは皆さん自身の問題なのです。三〇年の時を経た今、なぜ、このようなことを書き残そうと思ったか？

それはやはり、今この時期だからこそだと思います。このゆがんだ人間社会、環境汚染などによる地球変貌の兆しがかいま見える今だからという気がしているのです。

私の貴重な体験を通して、私は人々の安易な姿勢に大きな危惧を抱いているのです。皆さん自身の健康について、今一度基本に立ち返って考えて欲しいと願っています。できるだけ病気で苦しまない健康な体で人生を送ってもらえるように、できるだけ健康な歯で毎日の食事をおいしくいただけるように、いつも健康な体で生活できるように、ヒーリングと正しい歯磨き法は充分そのためのお役に立てるはずだと思っています。

正しいと信じ、こつこつと根気よく続けることこそ真理への到達の近道なのです。

地球の環境改善のために今何をなすべきか

人が健康な体を維持するためには、きれいな水、空気、安全な食べ物、が不可欠なことはだれでも知っていることですが、今この世にはどこを探してもそんなものはないということも知っています。ペットボトルの水なら大丈夫？　果たしてそうでしょうか。

いくら地下深くからくみ上げたきれいな地下水といえど、もとをただせば山に降った雨なのです。雨であるからには汚染された空気を吸った水なのです。いくら土壌により濾過されたといっても、完全には無理だろうと思います。それに昨今は山そのものも汚染されているのです。産業廃棄物、登山、ゴルフ場、農薬。一つ一つ切り離して考えたら分からないことでも、全体の流れのなかに目を向けると、実は皆繋がっているのがよくわかります。水も空気も食べ物も、今現代はもはや確実に安全なものはどこにもないのです。まさに危機的な状況にあるといえます。それらを改善することはもはやムリならば、せめて体に悪い不健康な生活習慣を改善してみたらと思うのですが、なんとそれもできないということです。悪い習慣なら止めればいいのにと人は思うかも知れませんがそれがかんたんにできない、止められないということなのです。

酒、タバコ、美食、薬物などなど。わかってはいるけど止められないのです。

そこに人間の弱さ、悲しい性、苦しみ、悲しみがあります。

そのようなネガティブなエネルギーが充満しているこの世でも、人々は楽しく人生を謳歌しているように一見みえますが、私にはとてもそうは思えません。

歯科医として三〇年。その間に人々の歯周病を見続けてきた私の偽らざる心境です。

そこには常に大きな壁がありました。受け手側の大きな壁であります。それを一人ひとり乗り越えるのにどれだけのエネルギーを費やしたことでしょう。磨き方を改善すれば必ずよくなるのですが、なかなかそれを続けることができないようです。

それは酒、タバコなどを止められないのと同じような次元かもしれません。例え病気になるのがわかっていても止められないのと一緒なのでしょう。

まさしくそこに人類の大きな問題点が潜んでいると思われてなりません。

一人ひとりが自分自身の健康管理に目覚めない限り、とてもまわりの、ひいては地球環境のことまで思いやるゆとりなど、到底持てるものではないのです。

これからの地球環境は国同士は当然のこと、一人ひとりがそれぞれに自分の行うべきことに早く気づき、実行に移さないと守り切れないのです。

急に思い立っても急激な改善は見込めないからです。

今現在はまさしくその重要な分岐点にあると言ってよいと思います。

人間が、生物が地球上で存続できるかどうか、その真価を問われているのです。

それは宇宙の大いなる真理である波動エネルギーがそう訴えている気がしてなりません。あるいはそれはまた、霊界からのメッセージなのかも知れません。これから、人間社会をどうするか、これは私たち一人ひとりの責任にかかっているのです。

ヒーリングを通してそれぞれ一人ひとりが自己浄化に目覚め、心の魂の徳性を磨き、人々を思いやる高レベルの波動エネルギーと融合できるようになれば、まだまだ地球環境改善の余地は充分あると思います。私たちは少しでも早くそのことに着手せねばなりません。

第10章　体の総合ケア

それではこれから口腔内及び全身の健康を維持するために毎日行う具体的な実践法を順を追って説明していきましょう。

これは私も日課として日常欠かさずに行っているものでして、このお蔭で毎日をとても快適にすごすことができています。

気功にしてもレイキにしてもヒーリング上達のための最大の要件は、なんといっても心の成長度であることは何度も申し上げてきた通りです。一見かんたんなようですが実はこれが今の現代人にとってはとても難しいようです。これはその人の持って生まれた性格や考え方、人生観、世界観、さらには価値観までそれぞれ大きく異なっているため、とても一筋縄ではいきません。ヒーリングに関して言えば技術的なことはさほど難しいことではありません。マニュアル通りに行えば誰でも一定のレベルまでは到達できるのです。ですがそれ以上の成果、つまりヒーリングの効果、持続時間、そして、エネルギーの質を向上させるには技術だけでは限界があります。

ヒーリングは癒しの力であり、即ちそれは愛であり、慈しみであり、思いやりであり、優しさであるのです。邪な心や怒りとは無縁の世界です。もしヒーリングするとき、邪な心や怒りを感じていれば、その効果は間違いなく期待はずれのものに終わるでしょう。ヒーリングするときは常に心の平穏さや清浄さが必要であり、いつもこころを透明にして無心無欲な状態で臨むことが大切なのです。

言い換えれば、そんなことは私はできないとか、とてもムリだとかと思う迷いや邪念に打ち勝つことが心の成長につながるものであり、霊的な徳性を高めることになるのです。そうすることでレベルの高いよりヒーリング効果のある高次の宇宙エネルギーと融合を計ることができ、自分の体のなかにそれを取り込んでヒーリングの力として応用できるようになるのです。

ですから、私たちはヒーリングを通して、ただ体や心の調和を取り戻したり、健康を維持したりするということだけでなく、本当の意味での人としての生き方を見つめ直し、魂の成長を促していくといった、いわば心の学習を行うという大切な役割もあるのだと思います。皆さんがいつ、そのことにいち早く気づき、信じてやってみよう、続けてやってみようという気持ちになるか、そのことがとても重要なポイントになってくるのです。ですからヒーリングを学んでみようと志す人はまず、心の修行をすることから入った方がより上達が早いということになります。

もちろんこころの成長が伴っていないからと言って、ヒーリングが全くできないという訳ではないのですが、要は皆さんがどの程度で満足するかということに尽きると思います。それは人それぞれの価値観によって決まってくるものと思います。これだけは、押しつけることはできないのですから。

それでは、一日のヒーリング実践法を具体的に順を追って説明していってみましょう。

当然皆さんは日常は仕事や学校、家事などがある訳ですから、とても朝からこんなことを行っている時間の余裕など、ないと思いますが、もし時間のある人はぜひ行ってみて下さい。ですから私は就寝時に歯を磨き、入浴をすませて物理的に体をきれいにした後で一日働いて疲れた体を癒してあげるようにしています。もちろんやろうと思えば、一日のうちでいつでも行えるのですが、やはり寝る前に行うのが最も効果的で意義があるのです。ヒーリングすることにより、より深い睡眠状態に入ることができるからです。

また、α波もよく出るようです。不眠症の人にはピッタリの施療術ではないかと思います。薬も何もいらないのですから、まさにこれは究極の健康法といえるのではないかと思います。さて、体の健康を保つにはまず、口のなか、つまり歯や歯肉、歯槽骨などを健康にすることから始めねばなりません。一日のうちで少なくとも夜、寝る前だけはゆっくり落ち着いて時間をとって歯を一本一本やさしく丁寧に磨く習慣をつけましょう。

これを毎日根気よく続けることであなたは健康な歯を取り戻すことができるのです。健康を保つということはいわば、自分との戦いなのです。自分のなまけた心をいかに克服するかということなのです。さらにそれは、一度や二度だけではダメで毎日毎日正しく行い続けなければなりません。まさに根気との勝負になります。めんどうくさいなどと投げやりになった瞬間、もう勝負はついたといえます。とくに口腔内というのは毎日食べることによって、毎日汚れがつくため毎日清掃を繰り返さねばならないのは当然のことといえますが、せっかく皆さんは毎日歯磨きする習慣がついている訳ですから、どうせやらなきゃいけないものなら、正しく歯を磨いた方がいいということです。

ちょっと視点を変えて、ちょっと努力すればすむことなのです。歯磨きというのは、いわば、皆さんにとって口のなかのメンテナンスなのです。メンテナンスであるからには、正しくなければなんの意味もなしません。例えば大切な愛車のメンテナンスでいい加減にされれば腹が立つでしょう。歯だって同じです。毎日だだくさに歯磨きしていれば、いずれ必ずそのつけはまわって来ます。ですから、今日一日働いてご苦労様でした、お返しに一本一本やさしく丁寧に磨いてあげましょうね、といった優しい気持ちが、歯を健康に保つためにはどうしても必要なのです。自分の歯だからどうしようと勝手だなどと言わず、一つの動物（ペット）だと思って大切に扱ってあげて下さい。

一日の健康法

（その1）　口腔内

まず正しい歯の磨き方を実践します。これは虫歯や歯周病から歯を守るためにもとても大切ですから、よく覚えて正しく行って下さい。一〇〇%近く行えるようになれば素晴らしい効果が現れます。

①肩の力を抜いて、リラックスします。とくに歯ブラシを持つ方の肩は決して力を入れたりリキんだりしないことが大切です。歯ブラシは毛の束がなるべく小さいもので、普通の硬さのを選んで下さい。

②まず歯ブラシを軽く持ちます。持ち方は親指と人差し指で柄を軽くつまむようにし、あとの三本の指は軽く柄に添えるだけにします。

最初は水だけで一分ぐらい歯を磨きます。決して歯肉をこすりすぎないよう注意して下さい。歯肉の弱い人はとくに注意が必要です。そういった人は、少しでも歯間乳頭部をこすったりすると、歯肉が出血したり、腫れてきたりします。一日や二日はたいしたことはなくても何日も続けると必ずそうなってきます。そういう弱い体質の人は、さらにデリケートな他の方法で歯磨きをすることになります。（後述）

それにより表側だけでもなく裏側の歯肉にも等しく注意してやさしく磨くことができるのです。

肩の力をすべて抜いて腕全体で歯ブラシを細かく微震動させます。そして歯ブラシを縦横無尽に小刻みに使いこなすようにブラッシングしていきます。毛の角度はあまり意識しなくてもよいです。毛の面を最大限有効に活用することだけを心がけて下さい。

自ずと汚れが最も落ちやすい角度に落ち着いてくるはずです。

決して手首をこねたり、力を入れすぎたりしないことです。歯ブラシを軽く持ち、手に持った歯ブラシから肩の付け根までを一つの清掃器具と想定して極く細かく微震動法でブラッシングして下さい。オーバーアクションは禁物です。また歯ブラシは絶対に回転させないこと。圧力は一切かけてはいけません。歯肉にストレスをかけるからです。あくまで歯ブラシの毛は歯に対しソフトタッチなのです。歯のみを軽く小刻みにタッピングするのもよいと思います。早く磨き終わらせようと心をせかさないことです。ゆっくり、落ち着いて行って下さい。歯ブラシも水で洗いながら使って下さい。最も重要なことは、歯ブラシで歯肉をあまりこすらないことです。歯の頸の所（歯頸部といいます）が歯にとって一番弱点な所であり、ここはいわば歯にとって生命線ともいえる大切でデリケートな部位なのです。したがって本当はそこは歯ブラシで磨くことは避けた方がよいといえます。せめて歯ブラシの毛先が歯肉に触れるか触れないかぐらいのギリギリのところに留めておいた方が無難でしょう。歯肉の弱い人はできるだけ歯ブラシの毛が歯肉に触れないように磨いた方が賢明です。肝心な歯頚部や歯間部は他の方法で磨くことになります。

これは信じてもらえるかどうか分かりませんが、皆さん自身で証明すればわかることです。もし試しにやってみようという方がいましたら、ぜひ行ってみて下さい。

一週間ごとに歯肉を強くこすった磨き方と、全くこすらない磨き方を交互に磨き分けて見て、その違いを比べてみればすぐわかることです。ただしスタートする前の状態を頭のなかにしっかり記憶させるか、写真にとって残しておいて下さい。また毎日歯肉をよく観察していくこともいい方法でしょう。歯肉が弱くてすぐ腫れやすい人なら違いはかんたんに分かるでしょうし、結果はすぐ出ると思います。ただ、一番汚れがつきやすい歯頚部、歯間部は他の方法でしっかり清掃することが必要です。(後述)

さて、一日一回は自分の歯や歯肉の状態を鏡でよくチェックし、観察しながら今日一日ご苦労様でしたと感謝の意を込めて歯ブラシの動きをきちんと確認しながらやさしく磨いてあげるといった姿勢が大切だと思うのです。どちらにしても最低限、歯垢はしっかりとれてなくてはいけません。いくらやさしく磨いても磨き残しがあっては意味がありません。その解決法は後ほど詳しく説明しますが、歯磨きのとき、力を入れすぎていないかどうかチェックするのに歯ブラシの毛の開き具合を常に観察しておく必要があります。

新品の歯ブラシが一ヵ月もしないうちに毛がバラバラに開いているようでは明らかに力の入れすぎでしょう。がしかし、問題なのは歯ブラシではなく、自分の歯周組織なのです。傷んでいるのは歯ブラシだけではなく自分自身の体だということに早く気が付いて下さい。ですから歯ブラシを単なる物に留めるのではなく、正しい歯ブラシの使い方をしているかどうかといったバロメーターとしてみていると、より効果的な使用が望めるはずです。私などは、一本の歯ブラシを五年でも六年でも毛が全く開かずに原型のまま使用しています。その気になれば、一〇年でも使えるでしょう。なぜなら私の所の歯磨き法は一般の認識と違い歯ブラシそのものにあまり期待していないからです。歯ブラシは歯の半分から上（かみ合わせに向かって）の部分を集中して磨いて下さいともっぱら説明しているのです。そうすれば仮に力が入りすぎて磨いたときがあったとしても、歯肉を傷めることは極力減らすことができるからです。このようにして全歯列を約一分くらいで磨き終えます。そのとき、とくに下顎の臼歯部の舌側歯頸部になにやらモゾモゾと舌先に触れるような感じの歯垢が感知されると思うのですが、それを力任せに歯ブラシでこすりとろうと思わないことです。その行為こそが歯や歯肉及び歯槽骨を傷めて歯周組織の破壊をもたらすからです。はやる気持ちをぐっとこらえて次のステップの磨き方にゆだねるのです。

③今度は歯ブラシの毛束三分の一ぐらいに歯磨き粉をのせ、二度目の歯磨きを行います。磨き方は②と同じで結構です。決して力を入れたり手首をこねたり歯頸部こすりすぎたりしないこと。ただし、この時はうがいをしない方がよいです。せっかくの歯磨き粉が流れてしまいます。

大体一分くらいかけて全体を磨きます。終わったら水で充分口を漱いで下さい。歯磨き粉の成分である発泡剤や防湿剤は石油製品が多く、体にとって決して有益な成分とはいえないのです。

含嗽剤とて同じことが言えます。汚れを取りやすくすることと、安全性は決して同じレベルではないのです。別ものだと思って下さい。特に口腔粘膜からは成分が吸収されやすいため注意して下さい。例えバイオで作ったものとうたっていても、化学的構造式が同じであれば、同じ作用を及ぼすのは当然といえましょう。

④磨き方に慣れたら②でも③でもどちらを先に行っても構いませんが、歯ブラシを持つ手の力加減を微妙にコントロールするのにはやはり最初は水だけで練習した方がより早く

マスターできると思います。力を自在にコントロールできるようになれば、どちらを先に行っても一向に差し支えありませんが、物理的な面から考えれば水だけの方がより力を入れないでより清掃効果をあげることは間違いないと思います。ですから歯磨き粉を使わない磨き方をぜひ欠かさず行って下さい。

⑤さて、実はここからがこの「正しい歯磨き法」の最も重要な部分なのです。今までのは歯磨きのいわば前哨戦と思って下さい。

歯間ブラシのSSを使用します。一番良いのは歯科医院で売っている物が最も使いやすく、丈夫なためおススメします。これは残念ながら市販されていません。なぜかは私には分かりません（メーカーに問い合わせてみて下さい）市販されているものならSSがちょうど匹敵する太さだと思います。これで全体の歯磨き時間の七〜八割を費やします。常に毛先を流水下で洗いながら清潔にしながら毛先に水を含ませて使用して下さい。決してコップの水のなかで洗って使わないで下さい。水が汚染されます。常に清潔感を持って行った方が良いと思います。

これで歯体部、歯頚部、歯間部をやさしく丁寧に清掃していきます。一カ所清掃したら必ず毛先を洗い流して下さい。これで歯の周りを一本一本丁寧に磨きあげていきます。

力を抜いて流れるようにスムースに使い全歯を清掃していきます。歯間部は入るところまでで結構です。入らないのに無理強いしないよう注意して下さい。また、かぶせ物や詰め物の多い人はさらに念入りに清掃する必要があるのは、いうまでもありません。「すべて磨き終わった後でも毛先が曲がらないでピンと張った状態で使い終えて下さい」こうすることで、歯周組織を傷めないで歯ブラシよりもさらにきれいに磨けるのです。そして物を大切に使うということも学べます。これこそ一挙両得といえるのではないでしょうか。節約効果も充分あります。

この歯間ブラシの使用時の絶妙な力のコントロールこそ全歯磨き行程中の秘中のなかの秘中、すなわち極意というべき最重要なことなのです。力のコントロールに関してはすでに②と③で充分理解できているとは思いますが、この歯間ブラシSSのワイヤーは細いだけに使い方を誤るとかんたんに曲がったり折れてしまうのです。言い換えればこの歯間ブラシを曲げないで使いこなせ、歯頚部、歯間部がきれいに清掃できたら合格といえるのです。

ところがこの柔らかな歯間ブラシSSでも必要以上にワイヤーの先端部分で歯肉をつっつきすぎると、歯肉の炎症を起こし兼ねないので、注意して下さい。ですから歯間部以外は、押しながら使うというより引きながら使うという使い方をマスターして下さい。

手前の方に引きながら歯垢をソフトにこすり取って行く感じです。また、歯間部に入れるときはいきなりズブリと差し込まないよう注意しましょう。ゆっくり探りながら絶妙に力をコントロールしながら歯間部を清掃していってください。きつくて入らない場合はそれ以上入れようとしてはいけません。自然に入るまでで結構ですからやさしく清掃してあげてください。これらはすべて鏡を見ながら、清掃しているところを自分の目で直接確認しながら行って下さい。鏡も見ないで正しい磨き方など絶対にできないと思った方がよいです。また、ときどきうがいをしてとれた歯垢を洗い流すようにしましょう。

さて、これで歯と歯の間は言うに及ばず、歯肉との境目（歯頸部）も含め歯の周りはおおよそきれいに清掃することができます。決して力を入れてはいけません。ワイヤーを曲げてはいけません。一カ所清掃したら毛先に歯垢がついてきますから、必ず水道の流水下（糸みたいに細く出して、きれいに洗いながら）歯の一本一本をすみずみまできれいに清掃していきます。

先ほども言いましたが、ワイヤーの先端で歯肉を突っつきすぎないよう注意して下さい。一度や二度ならともかく、何日か続けて変な使い方を繰り返していると、必ずそこのところが、ピリピリと痛くなったり、ひどい場合は歯肉が腫れてきたりします。皆さんはそんなことぐらいで、と思うかも知れませんが、そうなのです。一回や二回なら、こんなことぐらいですんだとしても、何日も続けて間違った磨き方を続けていると、歯肉はストレスを感じて炎症を起こすのです。歯間ブラシでさえそうなのですから、ましてや歯ブラシの方がストレスはもっと大きい訳ですから、もうあとは想像してみて下さい。

そもそもストレスというものは組織に蓄積されるものですが、その組織の許容範囲を越えた場合、実に恐ろしいしっぺ返しが待っているのです。これは、精神的なことだけでなく、他の肉体すべてに共通していえることなのです。なにも、歯肉や歯槽骨だけではないのです。たまたま、口腔内での組織のしっぺ返しが歯周病だっただけの話なのです。

さて、もうおわかりですね。これが歯周病の実体なのです。これが歯周病の原因の張本人なのです。結局歯磨きというものは、どこまでいっても物理的には摩擦に他なりません。摩擦である以上、お互いの損傷は避けられないのです。摩擦による損傷度は摩擦するときの時間と強さに比例します。ですから、そういった観点から考えると当然歯磨き回数は少ないほうがよいということになりますから、毎食後三度の歯磨きというものが本当に正しいことかどうかといった疑問が発生してきます。きれいに清掃するという点ではＹＥＳですが、損傷を伴うという点ではＮＯということになるのです。ですから、三〇年も四〇年も毎日歯ブラシでこすり続ければ歯ブラシも傷みますが、自分の体も当然傷めつけられていると考えるべきなのです。歯ブラシは交換できますが、自分の体は交換できない訳ですから常にやられっぱなしということになるのです。さらに、直接的な摩擦による損傷だけではなく、ストレスによる組織の破壊が恐ろしい結果を招いているのです。

したがいまして、当医院における歯磨き指導はそのどちらの欠点をもクリアした、実に完成度の高い磨き方といえるのです。ただし皆さんが正しく行えなければ、なんの価値もない訳ですが……。

結局重要なのは、力のコントロールと歯磨き時間、歯磨き回数、清掃器具の使い分けなどの調整、調和につきると思います。つまり、もともと歯石や歯垢の付きにくい体質の人なら何も毎食後磨く必要もないわけです。では、つきやすい人はやはり、毎食後歯を磨く必要があるのではないかと普通は考えると思うのですが、それはやはり間違いなのです。先ほども言いましたように、歯磨き時間や歯磨き回数を増やせば増やすほど、摩擦による損傷が増えるという皮肉な結果になり、それに伴い、歯周組織が損傷を受けるリスクも高まっていくのは当然のことになるからです。歯肉の弱い人は、皆さんが思っている以上にとことん弱くて、ほんのちょっとした刺激で歯肉が腫れあがってくるケースもあるため（難治性）細心の注意が必要なのです。そういう体質の人たちと普通の体質の人と同じような対処の仕方でよいはずがありません。

また、このような丁寧な磨き方が食事のたびにきちんとできるかどうかも、考えて見て下さい。どうでしょう？　私もムリです。一日一回、夜寝る前にたった一回だからできるのです。そのかわりそのたった一回の歯磨きをほぼパーフェクトに近いぐらいに歯磨きする必要があります。磨き残しがあってはダメなのです。ただ惰性できれいに磨けていない毎食後の歯磨き習慣に比べたら、こちらの方がよほど予防効果が優れています。

大切なのは一日一回はほぼ完全に歯を磨いてあげる習慣をつけることなのです。後は体質に応じて歯磨き回数を増やしていけばよいのですが、私の考えでは、お昼ぐらいに水だけでよいですから軽く磨くだけで充分ではないかと思います。それだけで夜の歯磨きがとても楽になります。ぜひ試してみて下さい。いずれにしても、皆さんは歯間ブラシをもっと充分に活用すべきだと思います。力まかせに磨かないと磨いた気がしないという人は多いですが、そんなことは単なる錯覚にすぎないのですが、それよりなにより、ご自分の歯に対しとても失礼な話だと思うし、どうにも愛着や誠意に欠けるような気がしてなりません。

また、歯石というのは、いったん硬化して硬くなったら、歯ブラシでどれだけこすってもとれるものではありません。むしろ、余計にどんどん硬くなって成長し歯周ポケット深くもぐっていってしまう傾向があるからです。一度歯周ポケットへ入り込んだ歯石は歯医者さんでもない限り、まず一般の人が取るのはほとんどムリだと思います。（やる気になればできないことはないでしょうが、必要以上に歯周組織を傷つけてしまう恐れがあります）

また、これは歯医者さんでも知らない人がほとんどだと思うのですが、力を入れて歯肉をこすると口臭も知らない間に、いっそう強くなっていきます。皆さんは口臭が出ないように毎食後しっかり磨いていると思っているようですが、それは全く逆効果なのです。歯磨きした直後はさっぱりして、歯磨き粉のにおいもあるし、気持ちいいと思うのでしょうが、それはほんの一時にすぎません。単なる錯覚に過ぎないのです。

歯ブラシのこすりすぎによるストレスが歯肉組織に蓄積され、それが回数を重ねるたびにまるでボクシングのボディブローのように後から効いてくるのです。そうです、ストレスは蓄積されるものなのです。ネガティブなエネルギーが体のなかにまるで滲みこんでいくかのように、溜まっていくのです。それは肉体も精神も全くかわりません。それが歯にとっては物理的に歯頸部の楔状欠損（すり減り）という目に見える形で現れたり、歯肉や歯槽骨にとっては、歯周組織の破壊の結果、歯周病という形で現れるのです。決して単純に歯石や歯垢をとっただけではすまされない、重篤な問題なのです。その原因と結果、つまり因果関係は皆さんが気づいていないだけの話なのです。

ですから、いろいろな意味で力を入れすぎて歯磨きするということは得策ではないということがこれでよく分かっていただけたと思います。それ故、最も良い歯周病や虫歯の予防法は、毎日やさしく歯磨きして、歯石がつきやすい人は定期的に歯医者さんで歯の検診と一緒に除石と歯のクリーニングを行ってもらうことなのです。めんどうがってはいけません。やさしく手入れしてあげること、そしてそれを根気よく続けることが、体の健康法においては最も大切なことであるということが言えます。

一生自分の歯でおいしく食事をすることができるのですから、それぐらいの努力はおしんではいけません。

⑥さて、⑤でも取れない歯と歯の間の奥深くに入り込んだ歯垢を探針を使って取り除きます。

探針とは歯医者が使う基本セットのうちの一つです。先端がほどよく曲がっているため奥の方の隅々まで歯垢を取り除くことができます。もし使う場合は誤って歯肉を突き刺さないよう充分注意して使用して下さい。フリーハンドで行わないで必ず薬指などで手を固定しながらリキまないでスムースに使用します。毎日きちんと清掃できていればよいのですが、歯石というのは、何日も取れずにいると硬くなってしまい、取るのにちょっとしたコツが必要になってきます。

あまりにも硬くなってしまった場合は無理して自分で取らずに歯医者さんで取ってもらった方が賢明といえます。最も探針を使う必要のあるところは下顎の前歯の舌側や歯と歯が緊密に重なって萌えていて、歯間ブラシＳＳでも入らない場合などで必要に応じて活用して下さい。

とくに若い人は歯間ブラシは当然入らない訳ですから、探針のほうがより効果が上がると思います。歯間部を清掃するもう一つの方法としては、糸ようじなるものがあるのですが、これは、当医院では一切奨めておりません。なぜかと言いますと、それを毎日毎日繰り返し使用することで歯と歯の間に隙間が生じ食事するたびにものが頻繁につまるようになってくるからです。

これを歯間離開ということは前にも説明した通りですが、これこそ悪い磨き方の双璧というべきもので、歯周病の大きな原因となるものなのです。歯と歯の間がいったん開くと自然に元に戻ることはないため、やっかいと言えば本当にやっかいになるのです。垂直性骨吸収（ポケット）の原因になるからです。このやっかいなものを歯ブラシメーカーは知らずに販売しているのです。皆さんはこの事実をどう解釈されるでしょうか?

つまり世をあげて正しい磨き方を知らないでいる事実が存在するということになる訳です。歯を守るための清掃法がここでも歯周病の原因を作っているといった皮肉な結果になっているのです。これはとても悲しむべきことです。もし、私の言っていることが仮に間違っているとしたなら、少なくとも日本の歯周病の患者さんは減っているはずですが、その様子はまるでみられません。しかし私のところでは私の指導に快く応じてくださった患者さんはよほど骨吸収がひどい末期のものでもない限り、全員改善していくのです。この結果は私の歯磨き法が正しい何よりの証明でもあるのです。どうでしょう? このことは、まさしく現代医療の欠点を象徴しているような事柄ではないでしょうか。歯磨き法の一つや二つ、そんなに大げさに考えなくても……といった姿勢はとても甘いと言わざるをえません。もっとより大きな、深刻な事態が私たちの知らない水面下でひそかに進行しつつあるのです。

物事には主作用と副作用が常に同時進行して起きるという傾向が多くみられますが大切なことは、その悪い副作用をできるだけ減らして良い主作用だけを出して使っていく姿勢が今の、あるいはこれからの人間社会にとって最も必要なことではないかと思うのです。

⑦後は最後に充分うがいをして終了になります。

大事なことは常に一貫して清潔な状態で歯磨きを行っていただきたいということです。ときどき歯ブラシや歯間ブラシをコップのなかの水で洗いながら清掃するという人をみかけますが、それは間違っています。歯垢のなかの菌が拡散して水が汚れますから、それは止めたほうがよいと思います。必ず流水下で行って下さい。お水がもったいないと思うかもしれませんが、糸みたいに細くして水をだせば、使用量はさして多くはないと思います。その分、他のことで節約すればすむことです。歯の健康維持と比べどちらが大切か考えてみて下さい。

⑧歯磨きの所用時間

歯ブラシによるブラッシングの時間が各一分ずつ、都合二分、そして歯間ブラシが四～五分、ぜんぶで六～七分位で終えるようになればベストでしょう。一応の目安として考えて下さい。

さらに探針などを使う場合もっと時間がかかると思いますが、大切なことは歯磨き時間は一日一回でもよいですから、歯や歯肉を傷めないでパーフェクトに清掃する時間を作ってあげることなのです。それには、ゆっくりおちついてできる、寝る前が最も良いのです。また、歯周病も虫歯も寝ている間に進行していくため、そういった意味でも理想的といえましょう。あとはお昼休みくらいに水だけでよいですから、歯ブラシで軽くブラッシングするだけで夜の歯磨きが、いっそう楽になるはずです。

そしてめんどうがらずに定期的に歯医者さんで、歯の検診をかねて除石とクリーニングを行ってください。歯石の付きにくい人でもたばこのヤニや茶渋などの汚れが、必ず歯の表面に付着しています。このようにしてポジティブな良い生活のサイクルを作りだしそれを持続させることが、毎日生きる上でとても大切なことではないかと思っているのです。

さて以上で口のなかはきれいになりましたから、さらに先へすすんでいきましょう。今度は体の健康管理について説明していきます。これは主として自己ヒーリング（エネルギー浄化）をおこなう方法です。

（その2）エネルギー充電（全身）

瞑想しながら行う自己ヒーリング法（エネルギー浄化法）——夜、できれば寝る前に行いたいです。
①少なくとも、ヒーリングを行う三〇分くらい前までには迷いのない心穏やかな気持ちになっていて下さい。当然怒りや邪念は切り捨てて下さい。
②まず、どの部屋でもよいのですが、静かになれる場所を選びます。体を冷やさないように暖かくして下さい。寒い冬はとくに注意が必要です。瞑想中は体が冷えやすいためです。
また、お香を焚くのもよい方法と思います。心をゆったりと穏やかな気持ちにします。

座禅をする準備をします。おしりに敷くためのちいさな座布団を用意します。

腰の弱い人は、壁などを背もたれにします。

腕時計、腕輪、ネックレスなどははずしておいたほうがよいでしょう。
③用意が調いましたら、明かりを消して部屋を暗くします。
次に座禅を組みます。足の組み方は簡易式の簡単なもので結構です。

初心者の方は壁にもたれるなどして、背筋を真っ直ぐ伸ばすことを心がけるとよいと思います。決して猫背になってはいけません。

目は完全に閉じて下さい。見えるものに意識を煩わされないようにするためです。

これにより、内視法をよりいっそう充実させることができるようになります。

合掌
自己浄化法で体のエネルギーをクリーンにします。
④両手はそれぞれの側の膝の上に、手のひらを上に向けて乗せてください。
次に肩の力を抜きます。さらに体全体の力を抜き全身をリラックスさせます。
頭のなかでまず先に、意念（意志）による条件設定、あるいは自己暗示を行います。
体のどこかに悪い所や治したい所があれば、それがヒーリングによって改善するように
とか、とくに悪い所がなければ、明日も一日元気で無事に過ごすことができますように
とかいったことを軽く念じるだけでよいのです。これはヒーリングを行う前の事前準備
みたいなものですが、なかなか効果があるのです。
⑤頭のなかを何も考えない空の状態にします。無念、無想、無私、無欲の状態です。
ただ宇宙の高いレベルの波動エネルギーとコンタクトすることだけを考えて下さい。
⑥呼吸は、最初は大きく息を吸って、長くゆっくり吐きます（時間比で二：五の割で）
そのうちに息をしているかどうか分からない自然呼吸の状態になるのが望ましい。
⑦背骨を中心として、地球の中心――背骨の中心――太陽（または宇宙の中心）を一直線
に結びます。これはあくまで内視によるイメージで捉えてください。
⑧尾骨の内側にあるクンダリーニエネルギーをテニスボール大くらいにイメージして、そ

こを起点にして直線に沿ってまず、太陽の中心までゆっくり、ゆっくり登りつめます。慣れてきたらゆっくり回転させせながら移動させると、なお効果が上がります。必ずゆっくりと移動させて下さい。また、回転方向は往復とも必ず同じ方向にして下さい。太陽（または宇宙）の中心に達したら、今度は背骨を通って地球の中心に向かってゆっくり下降します。そして地球の中心に達したら再び背骨の中心に向かって上昇させます。これを一クールとします。この行程を何回か繰り返すのです。

気のエネルギーが通る直線は、段々と太くしていって、最後は円柱状にします。体のエネルギーの吸収と放射の量は自動的に調整されますので、何クール行わなくてはならないといった決まりはとくにないのですが、慣れてくると背骨のなかのエネルギーが満充電されたのが分かるようになりますので、そのときが止め時の目安といえます。

⑨途中で額の中央や、手のひらがピカッと光輝くのを経験するようになりますが、これがオーラというものです。手を少し動かしたりすると、キラキラ輝くのが内視できると思います。これは、宇宙の高次のエネルギーと繋がっていることの証なのです。

⑩自己浄化（宇宙のエネルギーのシャワーを全身にあびます）

⑪合掌

以上で口のなかから体の隅々まで浄化された訳ですが、特に口腔内は毎日食事することで常に汚れていますので、毎日正しく歯磨きする必要があります。同時に体の方も毎日生きる上で色々なネガティブなエネルギーが体のなかに入り込んでくる場合が多いため、自己ヒーリングは自己浄化と同じように毎日寝る前に行うのがよいと思います。毎日続けることでヒーリング能力はさらに向上していきます。

めんどうがらずにぜひ続けて行うことをお奨めします。

（その3）効果的なヒーリング療法（全身）

（2）でエネルギー充電した直後に自身の悪いところや他者へヒーリングすると、よりいっそうのヒーリング効果があがります。

まず状態の悪いところが前もって分かっていれば、そこのところが改善しますよう意念で条件設定しておきます。以後は（2）と同じです。頭のなかは空の状態にして、手を患部にかざします。決して意念で自分の気のエネルギーを相手の体に送り込まないよう注意してください。自然に宇宙のエネルギーが自分の体（背骨）を通って相手の体に流れるのを妨げてはいけません。つい治したいという気持ちがはやって、リキみがちになりますが、それはマイナス効果になりますので気をつけて下さい。気功とは違うのです。

気功に熟達してくると自分の気のエネルギーの強さと量をある程度コントロールできるようになってきますので、さほど心配はないのですが、未熟な内はやはり注意する必要があります。物事を行うにあたって共通して言えることは、体に余分な力を加えないでリキまずより自然体で望むことが何より大切なことではないでしょうか。

痛みなどが改善したところでヒーリングをやめます。

あとがき

私が本書を書くに至った動機はまず、この素晴らしい気のエネルギーの存在を世のなかの少しでも多くの人に知らせたい、知ってもらいたいということからでした。

信じても信じなくてもこの光の波動エネルギーは常に存在し、常に裏切らずに癒しの効果をみせてくれるからです。まるでソフトレーザーと同様どころか、それ以上のパワーと効果があると思うのです。

私の場合、気との出会いはたまたま偶然からだったのですが、気功を知ってまだ間がないころ、妻が五〇肩になり大変痛み苦しんでいるのを見て、なんとかできないものだろうかと、関係書物を参考にしながら、いろいろ工夫し、どういう方法が最も効果的なヒーリング法なのか、試行錯誤を繰り返したものでした。

また、気功グループに参加してみたり、ヒーリングに関する書物を読みあさったりして、何か良い治療法はないものかと探し回りましたが、なかなか満足のいく回答を得られるものはありませんでした。それぞれが難解な専門用語を用いたり、理解が難しい内容だったりして、一般の人には判り難いものも沢山ありましたし、納得できる効果や持続性に欠けるものも多かったのです。ヒーリングのセミナーにしてもどこが良心的で安心できて実効性があるのかといった確かな情報もありませんでした。実際に通ってみないと分からないからです。

そこで私なりにいろいろと調べ試した結果、気功もレイキもそれぞれ効果があるのははっきりしたのですが、問題はその効果の持続時間でした。効果が長時間続かないで後戻りしてしまうのです。原因がある限り症状の再発はある程度やむをえないことなのですが、とても残念に思ったものです。

以後私はさまざまな工夫を重ねるうちに、痛みに対する鎮痛効果の持続時間を徐々に伸ばしていったのです。痛み以外にいろいろな症状にも試してみました。花粉症などのアレルギー、便秘下痢、風邪、鼻づまり、咳、しゃっくり、男性機能、関節症、視力、外傷、不眠症……などとにかく何にでも効果があることが分かってきました。一度のヒーリングではだめでも、根気よく続けて行えば体質が改善し、病気を完治させることが望めるのです。しかも、薬など服用するのと違い、副作用がないのです。費用もかからず、しかも時間もあまりかからない。また、めんどうな作業もありません。まるで夢のような治療法なのです。

少なくとも痛みをコントロールできるようになったのは私にとって大変有り難いことで

す。これだけでも普通は病院へ通うか、鎮痛剤を買って飲むしか方法はない訳ですから。

今のところ効果の持続時間に関してはある程度限界はあるものの、ヒーリングの素晴らしい効果や価値にはなんら遜色はありません。私にとっても、今後の人生において大いに活躍してくれるものと信じています。

後は、この効果の持続時間を少しでも長く延ばす方法を見つけることが、私の最終目標ともいえます。その一方で、一度ヒーリングするだけで病気を瞬時に治せる方法があるかどうかを探るというまことに欲張った願望もあります。

もちろんヒーリング回数を重ねれば、どんな病気に対しても改善効果は期待できると思うのですが、これは欲というよりも更なる向上心として位置づけてもらえたらと思います。

本当にそのような方法が、この世に存在するのかどうか、またあったとしても自分自身にそれを身につけるだけの能力や資質があるかどうかわかりませんが、それを見つけようと努力することは大切なことではないでしょうか。

自分のためだけではなく、多くの人の役に立つことですから、大いにやりがいのあるテーマだと思っています。

この書を書くにあたっては、なるべく難解な言葉は避け、分かりやすい平易な文章を心掛けたつもりです。この書が読者の皆さんの今後の人生において少しでも何かのお役に立つことができるようになれば、これにすぐる喜びはありません。

参考文献

『霊界日記』　スウェーデンボルグ　静思社
『光の手』　バーバラ・ブレナン　河出書房新社
『波動力学形成史』　シュレーディンガー　みすず書房
『気功全書』　池田弘志　芸術社
『癒しの霊気法』　土居裕　元就出版
『死後の世界と魂の成長』　G・ミーク　宗教心理出版
『即身成仏義』（金岡秀友　著）　空海　太陽出版
『空海の夢』　松岡正剛　春秋社
『光と物質の不思議な理論』　R・P・ファインマン　岩波現代文庫

●著者

押谷　正香（おしたに　まさか）

1952年愛知県名古屋市生まれ。1976年愛知学院大学歯学部を卒業後、歯周病の治療と予防に独自の理論を展開し日常の臨床に応用、実践し以来30年その姿勢は全く変わらず現在に至る。数年前「気」のエネルギーの存在を知る機会を得て後はそのヒーリングの効果や持続時間を、試行錯誤を繰り返しながら追求し又臨床的にも応用、実践している。

歯科医《しかい》が勧《すす》める究極《きゅうきょく》の
「ヒーリング健康法《けんこうほう》」

2008年7月31日　初版第1刷

著　者　押谷《おしたに》　正香《まさか》
発行者　比留川　洋
発行所　株式会社　本の泉社
〒113-0033　東京都文京区本郷2-25-6
電話 03-5800-8494　FAX 03-5800-5353
http://www.honnoizumi.co.jp/
印刷・製本　信毎書籍印刷株式会社

Printed in Japan　ISBN978-4-7807-0393-1